PROF. DR. IRENE KÜHRER I ELISABETH FISCHER

Essenslust
stärkt Lebenskraft

Richtige Ernährung bei Darmkrebs

Bildnachweis:

Peter Barci, Hubert Liebenberger: Cover, S. 25, S. 47 – 128
DigitalVision: S. 41
imagesource: S. 8, 11, 13, 22
iStockphoto.com: S. 9, 19, 23, 26, 29, 30, 31, 32, 38, 40, 42, 43
Merck: S. 18
PhotoAlto: S. 6
stockbyte: S. 15, 20

Impressum:

Autorinnen: Prof. Dr. Irene Kührer, Elisabeth Fischer
Lektorat: Dr. Renate Feikes
Cover: Oskar Kubinecz
Graphische Gestaltung: Beatrix Kutschera, www.atelier21.at
Technische Betreuung: Johann Kutschera, www.atelier21.at
Druck: General GmbH, Ungarn
Copyright: Kneipp-Verlag GmbH und Co KG, Lobkowitzplatz 1, A-1010 Wien
www.kneippverlag.com

ISBN: 978-3-7088-0527-6

2., überarbeitete Auflage, Juni 2011

Inhalt

Richtig essen stärkt Körper und Seele

Aus meiner langjährigen Erfahrung als Onkologin weiß ich, dass eine Krebstherapie eine hohe Herausforderung für Körper und Psyche ist. Eine wesentliche Säule zur Bewältigung der Krankheit ist die richtige Ernährung. Denn wenn der Körper ausreichend mit den richtigen Nähr- und Vitalstoffen versorgt ist, werden die Therapieschritte besser vertragen, man fühlt sich wohler und kann optimistisch in die Zukunft schauen.

Wir alle wollen gesund essen. Es ist aber nicht so einfach, das Wissen um die richtige Ernährung umzusetzen und den eigenen Bedürfnissen anzupassen. Noch schwieriger wird dies, wenn man von einer Krebserkrankung belastet ist.

Nur wenn man genau darüber informiert ist, welche Veränderungen im Körper durch eine Operation, Chemo- oder Strahlentherapie auftreten können, ist man in der Lage, sein ganz persönliches Lebens- und Esskonzept dieser neuen Situation anzupassen. Dieser aktive Schritt zur Bewältigung der Krankheit macht stark und gibt neue Energie.

Dieser Ratgeber will Sie zu mehr Selbstverantwortung ermutigen. Sie finden darin detaillierte Information zur Erkrankung, zu notwendigen Therapieschritten und möglichen Nebenwirkungen. Aber auch erprobte, praktische Anleitungen zur Verbesserung der Lebensqualität während der Therapie und eine Ermunterung zu einer dauerhaften gesunden Ernährung.

Nicht nur für Betroffene, sondern auch für Angehörige ist dieser Ratgeber hilfreich. Denn oft können schon kleine Anpassungen den Alltag des Erkrankten deutlich erleichtern.

Damit die Theorie in eine schmackhafte Praxis umgesetzt wird, arbeite ich seit langem mit Elisabeth Fischer, Kochbuchautorin und Ernährungsexpertin, zusammen. Auch für dieses Buch setzt sie die Ernährungsempfehlungen in köstliche Rezepte um und hat für die ganz speziellen und erhöhten Nährstoffbedürfnisse zahlreiche Speisen und Getränke entwickelt. Keine eintönige Krankenkost, sondern ein abwechslungsreiches Essen, das der ganzen Familie schmeckt. Die Rezepte können leicht variiert und so individuellem Appetit und Befindlichkeit angepasst werden. Vom Frühstück bis zum Abendessen, von der Suppe bis zum Dessert, jeder Bissen stärkt den Körper und fördert das Wohlbefinden.

Essenslust stärkt Lebenskraft – mit diesem Buch möchten wir allen Betroffenen einen Weg zeigen, um mit mehr Energie ihre Krankheit besser bewältigen zu können.

Dr. Irene Kührer und Elisabeth Fischer

Liebe Patientinnen und Patienten, liebe Angehörige,

wussten Sie, dass der Darm bei einem erwachsenen Menschen rund 8 Meter lang ist und durch eine Vielzahl von Darmzotten eine Oberfläche von rund 300 m² besitzt? Er ist damit das größte Organ im menschlichen Körper und gleichzeitig das wichtigste Verdauungsorgan. Unser Darm leistet Beachtliches: Während eines durchschnittlichen Lebens transportiert der Darm, der nur wenige Zentimeter im Durchmesser misst, über 30 Tonnen Nahrung und 50.000 Liter Flüssigkeit durch den Körper.

Auch ein gesunder Darm verrichtet also Schwerstarbeit. Ist der Darm jedoch erkrankt, stellt die falsche Ernährung eine zusätzliche Belastung dar. Besonders die westliche Ernährungsweise mit viel tierischem Fett, wenig Getreide, Obst und Gemüse begünstigt die Entstehung vieler Krankheiten, darunter auch Darmkrebs. Pro Jahr erkranken in Österreich rund 5.000 Menschen an Darmkrebs. Eine ausgewogene Ernährung ist für sie von besonderer Wichtigkeit.

Das vorliegende Buch versteht sich als Lebensratgeber. Darüber hinaus soll es Ihnen auch eine Anleitung geben, wie Sie gesunde, nahrhafte und dennoch leicht verdauliche Gerichte zaubern können. Nicht umsonst heißt es: „Liebe geht durch den Magen." Die vorgeschlagenen Speisen können Angehörige und Freunde genauso genießen wie Darmkrebspatienten. Gemeinsam zu kochen und Gerichte zuzubereiten schafft Nähe und Vertrautheit.

Viel Genuss und Freude beim Lesen und Nachkochen wünscht Ihnen

Helga Thurnher
Präsidentin der Selbsthilfegruppe Darmkrebs

www.derdickdarm.org

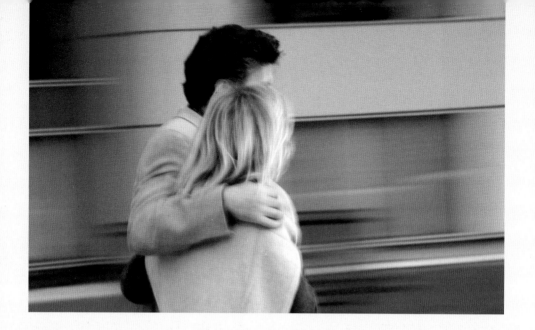

WARUM ICH?

Das Leben kann sich ohne Vorwarnung von einem Moment zum anderen ändern. Denn wie ein Blitz aus heiterem Himmel kann sie jeden treffen – die Diagnose Krebs. Jeder Mensch geht mit dieser Belastung anders um. Eines aber bleibt für alle Betroffenen gleich: Krebs ist eine existenzielle Bedrohung. Angst vor Leiden und Schmerzen, aber auch vor dem Tod werden durch diese schwerwiegende Diagnose ausgelöst.

Die Frage „Warum ich?" blockiert. Die Gedanken drehen sich im Kreis, wie erstarrt sucht man immer wieder nach den Ursachen, anstatt sich mit den Möglichkeiten einer Therapie auseinanderzusetzen und Wege zur Selbsthilfe zu finden.

Um mit dieser Lebenskrise umzugehen, ist es hilfreich in Bildern zu denken. Stellen Sie sich vor, Sie sind in einem Boot auf einem ruhigen Fluss unterwegs, plötzlich hören Sie in der Ferne das bedrohliche Tosen von Stromschnellen. Lassen Sie sich jetzt nicht von der Angst lähmen. Übernehmen Sie mutig das Steuer Ihres Bootes und lenken Sie es durch den gefährlichen Flussabschnitt.

Für Ihre Situation bedeutet das, werden Sie bei der Bewältigung Ihrer Krankheit aktiv. Am Wichtigsten ist es jetzt, dass Sie Ihre Bedürfnisse ernst nehmen und klar aussprechen – auch wenn Sie bis heute immer zuerst an die anderen gedacht haben. Sie stehen im Mittelpunkt und Sie selbst können sich helfen! Der Anfang: Informieren Sie sich umfassend. Die Behandlung besteht aus vielen kleinen Schritten, die zum Ziel führen. Auf dem Weg dorthin können Sie Ihre Kräfte besser einteilen, wenn Sie wissen, was auf Sie zukommen kann.

Mehr Wissen hilft

Die Angst vor dem Unbekannten wird kleiner, wenn Sie mehr über die Krankheit wissen und Sie die Auswirkungen Ihrer Diagnose besser verstehen. Stellen Sie viele Fragen an Ihren Arzt über die Folgen einer möglichen Operation oder einer Infusionstherapie. Offene und ehrliche Gespräche über Ihre Ängste und Besorgnisse helfen Ihnen, diese besser zu bewältigen. Sprechen Sie auch über Dinge, die Sie für nebensächlich halten. Nichts, was Sie belastet, ist unwichtig! Vielleicht waren Sie bis jetzt in Gesprächen mit Ärzten eher zurückhaltend. Ändern Sie Ihr Verhalten ganz bewusst, es geht um Ihr Leben.

An Krebs zu erkranken, ist keine Schuld! Verwenden Sie Ihre Energie nicht nur darauf, über die Konflikte der Vergangenheit zu grübeln. Beschäftigen Sie sich bewusst damit, wie Sie es jetzt und in Zukunft richtig machen können. Gehen Sie den Weg der kleinen Schritte und freuen Sie sich auch an den positiven Aspekten Ihres Lebens.

Dieses Buch kann Sie dabei unterstützen wichtige Informationen zu gewinnen, Sie bekommen Anregungen, wie Sie Ihren Alltag aktiv bewältigen können und Sie haben damit einen Leitfaden für ein aufbauendes Essen, das Ihre Lebenskraft stärkt.

Obwohl dieser Ratgeber aus der Praxis und jahrelanger Erfahrung entstanden ist, wird er Ihnen nicht alle Fragen beantworten können. Nehmen Sie ihn trotzdem immer wieder zur Hand und holen Sie sich daraus, was Sie jetzt brauchen: Informationen, Rezepte und praktische Ratschläge für ein gesundes Essen.

◼ AUS MEINER PRAXIS

Ein Tagebuch verschafft Überblick

Ich habe es schon oftmals erlebt, dass Patienten zu mir kommen und mir viele Fragen stellen wollen. Doch durch die Aufregung fallen manchen Patienten viele Fragen, die sie nächtelang gequält haben, nicht mehr ein.

Mein Rat an alle: Führen Sie ein Tagebuch! In diesem Tagebuch können Sie alle Fragen notieren, Termine vormerken, aber auch mitschreiben, um Neuinformationen vom Arztbesuch an Ihre Familie weitergeben zu können.

Dieses Tagebuch kann Ihr treuester Begleiter werden, Sie können nachvollziehen, was Sie schon alles bewältigt haben, das lässt Sie Kraft und Mut schöpfen.

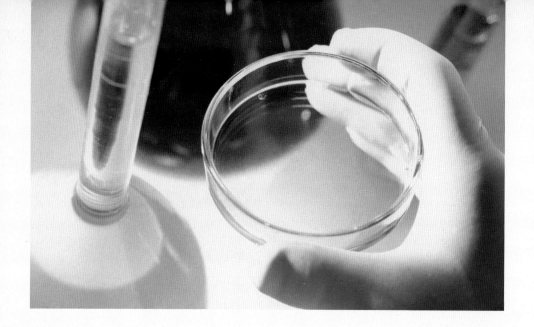

WIE ENTSTEHT DARMKREBS?

Darmkrebs tritt vor allem ab dem 50. Lebensjahr auf. Das Durchschnittsalter der Erkrankung liegt jedoch bei 70 Jahren. Denn im Alter steigt die Wahrscheinlichkeit für die Krebsentstehung an, da die Reparaturmechanismen der Zellen nicht mehr so gut funktionieren.

Unser Körper erneuert sich ständig. Haare und Nägel wachsen als sichtbare Zeichen der Zellteilung. Unser Blut wird alle hundert Tage vollständig erneuert und bei der Haut braucht es nur 14 Tage bis die Hornschicht an der Oberfläche abgestoßen wird, weil sich darunter eine junge Hautschicht gebildet hat. Auch die Schleimhaut des Darmes produziert ununterbrochen abertausende von neuen Zellen, um ihre vielfältigen Aufgaben bewältigen zu können. Bei jeder Zellteilung entstehen aus einer Zelle zwei gleichartige Zellen mit dem völlig identen Erbmaterial. Bei der Zellteilung können jedoch Fehler auftreten, sogenannte Mutationen. Das bedeutet: die Gene, die das reibungslose Funktionieren der Zelle garantieren, werden nicht korrekt weitergegeben. Dieser Vorgang ist nicht außergewöhnlich, er findet täglich vielfach im Organismus jedes Menschen statt. Im Normalfall können die defekten Zellen aber nicht ausreifen und sterben frühzeitig ab. Gelingt es jedoch einer Zelle mit genetischem Fehler zu überleben, so bilden sich aus ihr im Laufe der Zeit vermehrt Zellen mit diesem krankhaften Erbgut.

Eine bösartige Geschwulst im Darm wächst nicht über Nacht, sondern sehr langsam über Monate und Jahre. Bei diesem schleichenden Prozess schließen sich die bösartigen Zellen zu

Zellnestern zusammen und produzieren gleichzeitig Eiweißstoffe. Letztere fördern wiederum die Zellteilung der mutierten Zellen. Aus diesem Kreislauf entsteht Krebs.

Ein Tumor von 5 mm Durchmesser ist bereits im Röntgenbild sichtbar und besteht aus einer Million krankhafter Zellen. Der Tumor sendet Botenstoffe aus. Diese regen die Blutgefäße zum Wachstum an. Mit einer eigenen Blutversorgung kann der Tumor nun die Nährstoffe für ein ungehindertes Wachstum heranschaffen.

Warum tritt Darmkrebs so oft auf?

Der Darm ist mit einer Länge von 8 m das größte Organ unseres Körpers. Krebserkrankungen im Dünndarm treten äußerst selten auf. Betroffen ist hauptsächlich der Dickdarm (das Kolon), der 1,5 m lang ist.

Der Dickdarm umrahmt die Dünndarmschlingen und wird in vier Abschnitte unterteilt: Der aufsteigende Dickdarmabschnitt (Colon ascendens), der querverlaufende Dickdarmabschnitt (Colon transversum), der absteigende Dickdarmabschnitt (Colon descendens) und der S-förmig verlaufende Abschnitt, der zum Enddarm führt (das Sigma). Der letzte Abschnitt des Dickdarms wird Enddarm (Rektum) genannt. Dieser Abschnitt des Darmes ist etwa 15 – 20 cm lang.

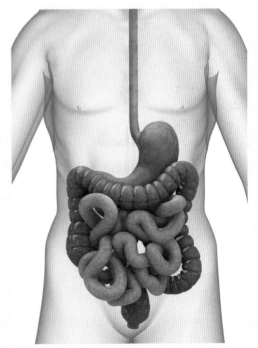

Der gesamte Darm ist ein mit Schleimhaut ausgelegter Muskelschlauch. Die Schleimhaut hat zahlreiche Falten und Vertiefungen und würde man sie glatt ausbreiten, so umfasst ihre Fläche 300 m². Dickdarmkrebs zählt zu den häufigsten bösartigen Erkrankungen, die Gründe dafür sind die riesige Oberfläche der Darmschleimhaut, die aus unendlich vielen Zellen besteht, welche sich ununterbrochen teilen. Dadurch steigt das Risiko einer fehlerhaften Zellteilung. Auch chronische Darmentzündungen, ererbte Faktoren und falsche Ernährung sind für die Krebsentstehung mitverantwortlich.

Der Darm ist mit einer Länge von 8 m das größte Organ unseres Körpers.

Allerdings macht es für den einzelnen Betroffenen und seine Familie wenig Unterschied, ob in Deutschland jährlich 66.000 und in Österreich 5.000 Neuerkrankungen zu verzeichnen sind. Denn die Konfrontation mit der Krankheit, das Durchleben der verschiedenen Therapien, muss jeder Einzelne selbst bewältigen.

Obwohl durch verstärkte Öffentlichkeitsarbeit in den letzten Jahren viel Information zu diesem Tabuthema zugänglich gemacht wurde, möchte dieses Buch den einzelnen Betroffenen ansprechen und mit sehr persönlichen Erfahrungen aus dem Alltag einer Krebs- und einer Ernährungsspezialistin unterstützen.

Die exakte Diagnose braucht Zeit

Bis die Diagnose Dickdarmkrebs feststeht, ist eine Reihe von Untersuchungen notwendig. Die Wichtigste ist die Darmspiegelung. Dabei kann der Tumor mit einem flexiblen Endoskop (Spiegelgerät) im Darm gesehen und Biopsien entnommen werden. Die Diagnose Krebs kann jedoch erst die Analyse der Gewebsprobe feststellen. Wenn sich der Verdacht bestätigt hat, wird Ihr Arzt weitere Untersuchungen festlegen, um vor Beginn der Therapie die Tumorausbreitung so genau wie möglich festzustellen.

AUS MEINER PRAXIS

Untersuchungen und Warten auf den Befund

Gespräche mit Patienten in der Wartezone von Röntgeninstituten werden Sie mehr verwirren als dass sie Ihnen helfen. Denn die Behandlung der Dickdarmtumore in den verschiedenen Abschnitten des Darms unterscheidet sich wesentlich.

Wenn Sie zu einer Untersuchung geschickt werden, informieren Sie sich vorher über Dauer, die Art der Untersuchung, ob Sie mit Schmerzen zu rechnen haben und wie lange die Erstellung des Befundes dauert. Die Furcht vor der Darmspiegelung ist unbegründet. Bei der „sanften Colonoskopie" werden sowohl Mittel zur Entspannung als auch Schmerzmittel verabreicht.

Es dauert einige Tage bis die Ergebnisse der Röntgenuntersuchung und die histologischen Befunde der bei der Darmspiegelung entnommenen Gewebeprobe vorliegen. Diese Wartezeit ist verständlicherweise eine psychische Belastung und wird von allen Ärzten so kurz wie möglich gehalten.

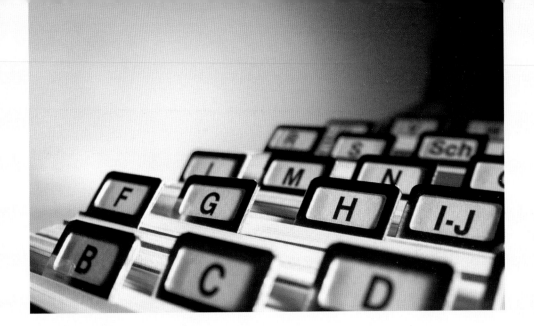

THERAPIEN

„Individualisierte Therapiekonzepte" und „maßgeschneiderte Therapiepläne" sind keine Schlag-wörter. Bereits zum Diagnosezeitpunkt wird Ihr Arzt mit anderen Fachkollegen einen Therapieplan erarbeiten. Dabei wird festgelegt, welche Therapieschritte (Operation, Strahlen-therapie oder Chemotherapie) für Ihr Krankheitsbild erforderlich sind. Der optimale Therapie-Fahrplan für Sie wird dann nach strengen Richtlinien zusammengestellt.

Operation

Sobald die Diagnose Dickdarmkrebs feststeht, und der Tumor im Dickdarm und nicht im Enddarm lokalisiert ist, trifft der Chirurg die Entscheidung zur Operation. Die Operations-techniken am Darm sind standardisiert. Je nach Lage des Tumors wird eine rechtsseitige oder linksseitige Entfernung des halben Darmabschnittes durchgeführt. Dies dient der Sicherheit, denn nur so kann die gesamte Geschwulst mit den dazugehörigen Lymphknoten entfernt wer-den. Die Entfernung und Untersuchung der Lymphknoten ist sehr wichtig. Lymphknoten sind Immunorgane und kommen in unserem Körper hundertfach vor. Sie dienen der Krankheits-abwehr und fangen darum auch wandernde Krebszellen auf, bevor diese sich im Körper aus-breiten können.

Ist der Tumor entfernt, werden die Enden des gesunden Darms wieder aneinandergenäht. Ein künstlicher Darmausgang ist bei Kolonkarzinom-Operationen nur selten erforderlich. Die

Bauchdecke wird mit Nähten oder Klammern verschlossen, die am 10. Tag nach der Operation herausgenommen werden. Zu diesem Zeitpunkt ist auch die Wunde verheilt und der Darm ist im Inneren wieder zusammengewachsen. Der Spitalsaufenthalt nach einer Darmoperation beträgt meist 5 – 10 Tage.

**KEINE DAUERHAFTE BEEINTRÄCHTIGUNG
DER VERDAUUNG UND DER NÄHRSTOFFAUFNAHME**

Die Entfernung eines Abschnittes des Dickdarms hat nach der Rekonvaleszenzphase keinen Einfluss auf die Verdauung. Der verbleibende Rest des Dickdarms kann die Funktion zur Gänze übernehmen. Durch eine Operation im Dickdarm ist auch die Aufnahme der lebenswichtigen Nährstoffe nicht beeinträchtigt.

Mehr Information dazu S. 22

Neue Operationsmethoden

Neben der klassischen Operation mit einem Schnitt in der Bauchdecke werden immer häufiger auch Tumorentfernungen laparoskopisch durchgeführt. Bei dieser sogenannten Knopfloch-Chirurgie werden feinste Instrumente und eine Minivideokamera durch 0,3 – 2 cm lange Hautschnitte in den Bauchraum eingeführt und der Tumor kann ohne größere Bauchöffnung unter Bildschirmüberwachung entfernt werden. Vorteil dieses modernen Operationsverfahrens: weniger Schmerzen, kürzerer Spitalsaufenthalt. Allerdings ist diese Technik nicht für jeden Patienten geeignet, z.B. wenn schon früher Operationen im Bauchraum stattgefunden haben. Vor der Operation sollte ein ausführliches Gespräch mit dem Chirurgen stattfinden. Er oder sie wird Ihnen genau erklären, welche Operationstechnik für Sie die beste ist.

Stoma – manchmal vorübergehend, selten bleibend

Manchmal ist zur Unterstützung der Heilungsphase ein vorübergehendes Stoma (künstlicher Darmausgang) notwendig. Der operierte Darm wird dadurch entlastet und kann sich in Ruhe heilen. Nach 8 – 12 Wochen ist zumeist die Rückoperation – ein viel kleinerer Eingriff – möglich. Auch hier ist Information sehr wichtig und keine Ihrer Fragen ist zu viel. Wenn Sie die Sachlage besser verstehen, können Sie sich auch besser mit der geplanten Operation auseinandersetzen. Manchmal ist es aber auch notwendig den Enddarm mit dem gesamten Schließmuskelapparat zu entfernen. Dann kann das Stoma nicht rückoperiert werden. Es gibt viele Patienten mit Stoma, wobei nicht immer Krebs die Ursache sein muss. Da die Stuhlentleerung noch immer ein Tabuthema ist, fällt es allen Patienten schwer, sich vorzustellen, dass nun der Darminhalt über eine Öffnung im Bauch in ein Säckchen entleert wird. Eine geänderte Lebenssituation, aber viele moderne Heilbehelfe ermöglichen es, ein fast normales Leben zu führen. Sollten Sie betroffen sein, schließen Sie sich einer Selbsthilfegruppe an und lassen Sie sich von eigens geschulten Spezialkräften den richtigen und sicheren Umgang mit dem Stoma zeigen.

Bei sinnvoller Planung wird Ihr Chirurg am Tag vor der Operation auf Ihrer Bauchdecke die Stelle markieren, wo dann der Darm herausgeleitet wird. Eine wichtige Sicherheitsvorkehrung, denn das Stoma darf nicht in einer Hautfalte liegen. Nach der Operation wird das Stoma mit einer selbsthaftenden Platte und einem Säckchen versorgt. Bereits im Spital beginnt die Schulung zum sicheren Umgang mit dem Stoma. Viele Patienten haben eine Scheu sich ihren operierten „Bauch" anzuschauen. Nehmen Sie einen Spiegel zur Hand und betrachten Sie die Operationswunde und das Stoma. Die Operation war ein wichtiger Schritt zur Heilung. Betrachten Sie die Veränderungen an Ihrem Körper als Neustart. Sobald alle Handgriffe in der Versorgung des Stomas richtig sitzen, werden Sie einen normalen Alltag erleben.

AUS MEINER PRAXIS

So bereiten Sie sich auf die Operation vor

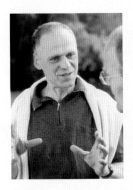

Jede Operation ist ein Eingriff in das Gleichgewicht des Körpers. Viele Patienten wünschen den Tag der Operation und damit die Entfernung der Krebsgeschwulst herbei. Aber niemand lässt sich gerne operieren. Ausgeliefert, abhängig, völlig ohne Kontrolle, eine Operation ist für viele Patienten – nicht nur für Dickdarmkrebspatienten – ein Erlebnis der eigenen Ohnmacht.

In dieser Situation ist das intensive Gespräch wichtig und hilfreich. Sprechen Sie mit Angehörigen und Freunden über Ihre Sorgen. Lassen Sie sich psychologisch helfen.

Lernen Sie aber auch das Krankenhaus, in dem der Eingriff stattfinden wird, kennen. Auch ein Besuch auf der Krankenstation, ein Gespräch mit dem Narkosearzt, den behandelnden Ärzten oder dem Pflegepersonal kann Ihre Angst kleiner werden lassen.

Operation am Enddarm

Die Operationen am Enddarm (Rektum) unterscheiden sich von den Operationen im übrigen Dickdarm-Bereich. Der Enddarm wird in drei Abschnitte unterteilt. Nur der betroffene Abschnitt wird bei der Operation entfernt. Bei Krebserkrankungen des Rektums kann vor der Operation eine Strahlentherapie notwendig sein. Die Dauer der Strahlentherapie richtet sich nach der Größe des Tumors. Eine sogenannte „Kurzzeitbestrahlung" über 5 Tage soll die Gefahr vermindern, dass ein Tumor im Enddarm wieder auftritt (Senkung der Rezidivgefahr). Bei der Langzeitbestrahlung ist es das Ziel, den Tumor vor der Operation zu verkleinern, um ihn dann zur Gänze herausoperieren zu können. Die Wirksamkeit der Langzeitbestrahlung wird durch die Kombination mit Chemo- und neuerdings auch mit Antikörper-Therapie erhöht. Diese Form der Bestrahlung dauert etwa fünf Wochen. In der zweiten Hälfte der Bestrahlungsserie können Entzündungen im Enddarm auftreten. Wenn Sie Schmerzen oder Durchfall bekommen, informieren Sie umgehend Ihren Strahlentherapeuten.

 AUS MEINER PRAXIS

Den Tag planen

Die Strahlentherapie wird zumeist ambulant durchgeführt. Der tägliche Termin ist Ihnen bekannt. Teilen Sie den Tag so ein, dass Sie nach der Bestrahlung Ruhe haben. Einkäufe von anderen erledigen lassen. Gehen Sie niemals nüchtern zur Strahlentherapie. Nehmen Sie einen kleinen Snack mit, das verkürzt die Wartezeit. Trinken Sie auch ausreichend.

Raus aus dem Bett – wieder auf eigenen Beinen stehen!

Operation, Visiten, ein ungewohnter Tagesablauf – mit routinierter Hand organisiert das Pflegepersonal alles für Sie. Trotzdem haben Sie Ihre Persönlichkeit und Ihre Eigeninitiative nicht an der Spitalspforte abgegeben. Sie können dazu beitragen, den Spitalsaufenthalt so kurz wie möglich zu halten. Bleiben Sie aktiv, beteiligen Sie sich bald nach der Operation an ersten Mobilisations-Versuchen und machen Sie beim Bewegungstraining von Anfang an so gut wie möglich mit. Auch wenn es schwer fällt, es ist wichtig aufzustehen und wieder herumzugehen. Denn der Muskelabbau im Liegen geht sehr rasch vor sich. Der Muskelaufbau, das Wachsen des Muskels hingegen, dauert sehr lange. Folgen Sie den Anweisungen der erfahrenen PflegerInnen. Sie kennen wichtige Tipps und Tricks, z.B. wie Sie sich nach einem Bauchschnitt schmerzlos aufsetzen können. Bleiben Sie jetzt aktiv und trainieren Sie täglich ein bisschen, es wird Ihr Wohlbefinden steigern.

Auch eine entsprechende Beratung über Ihre Ernährung nach der Operation ist wichtig und hilfreich! Unmittelbar nach der Operation werden Sie über einen Venentropf mit allem Notwendigen versorgt. Aber je nach Verlauf können Sie bereits am Tag nach der Operation wieder essen. Diese leichte Aufbaukost wird in jedem Spital speziell zusammengesetzt. Sie soll leicht verdaulich und nicht blähend sein.

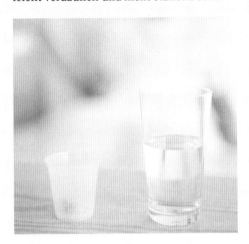

Zwingen Sie sich jedoch nicht zum Essen! Hören Sie auf Ihren Körper. Er gibt Ihnen das Zeichen, wann Sie wieder schluckweise trinken oder mit dem Essen beginnen können. Zu viel Fürsorge von Angehörigen kann Sie jetzt vielleicht stören – bei aller Freude über die Zuwendung. SIE sind die wichtigste Person! Teilen Sie es mit, wenn Sie ein Besuch zu sehr anstrengt, Sie noch Mühe mit dem Sprechen haben oder einfach allein sein wollen. Nutzen Sie die Zeit im Spital, um neue Kräfte zu sammeln!

Wann ist eine Nachbehandlung notwendig?

Nach der Operation wird das entfernte Darmstück genau untersucht. Das Ergebnis dieser Analyse ermöglicht eine Stadieneinteilung des Tumors, nach der sich eine eventuelle Nachbehandlung richtet. Der Stadieneinteilung basiert auf folgenden Kriterien:

▶ Wie groß ist der Tumor?

▶ Wie tief ist der Tumor in die Darmwand eingewachsen oder hat er diese bereits durchbrochen?

▶ Welchen Differenzierungsgrad hat er?
(das bedeutet wie aggressiv ist der Tumor, wobei die Differenzierungsstufen mit G1, G2 und G3 bezeichnet werden. G3 bedeutet ein aggressiveres Wachstum als G1)

▶ Sind in den angrenzenden und ebenfalls entnommenen Lymphknoten Krebszellen nachweisbar?

▶ Finden sich in anderen Organen Tochtergeschwülste (Metastasen)?

> **■ AUS MEINER PRAXIS**
>
> **Patienten-Arzt-Gespräch – Checkliste**
>
> Nach erfolgreicher Operation bleiben Sie meist 5 – 10 Tage im Spital. In dieser Zeit findet auch ein Gespräch mit Ihrem/r behandelnden Arzt / Ärztin statt. Sie oder er informiert Sie dabei über das Ergebnis der Analyse des entfernten Tumors und der entfernten Lymphknoten. Sie / Er wird Ihnen auch mitteilen, ob eine Nachbehandlung mit einer Chemotherapie notwendig ist.
>
> ▶ Fragen Sie bei der Visite nach dem Termin des Gesprächs.
>
> ▶ Notieren Sie sich Ihre Fragen.
>
> ▶ Lassen Sie sich von einer Person Ihres Vertrauens begleiten, vier Ohren hören mehr als zwei und vergessen auch weniger leicht eine Frage.
>
> ▶ Bestehen Sie darauf, dass dieses Gespräch in einem Rahmen stattfindet, der Ihre Intimsphäre wahrt.
>
> ▶ Verlangen Sie ein zweites Gespräch, wenn Sie nach dem ersten Gespräch noch Fragen haben.

Chemotherapie

Die letzten Jahre haben einen bedeutenden Fortschritt in der Entwicklung von Medikamenten zur Behandlung des Dickdarmkrebses gebracht. Sowohl die neuen Zytostatika (Zellgifte) als auch zielgerichtete biologische Medikamente (z.B. Antikörper) haben die Wirksamkeit der Therapie deutlich erhöht und gleichzeitig auch die möglichen Nebenwirkungen reduziert.

Adjuvante und palliative Therapie

Wenn durch die Operation sämtliches Tumorgewebe entfernt werden konnte, entscheidet der histologische Befund der entnommenen Lymphknoten darüber, ob eine adjuvante Therapie notwendig ist. Dies ist eine „Sicherheitstherapie" und sie soll eventuell im Körper verbliebene Krebszellen zerstören. Denn bei befallenen Lymphknoten oder wenn der Tumor im Darm sehr groß war, besteht ein Risiko, dass die Krankheit in späteren Jahren wieder auftritt. Sollten nach dem Eingriff noch Tumorzellen in anderen Organen, z.B. Lunge oder Leber feststellbar sein, wird eine sogenannte palliative oder unterstützende Therapie eingeleitet. Adjuvante und palliative Therapie unterscheiden sich nicht in ihrer Intensität, sondern nur in der Zusammensetzung der ausgewählten Medikamente.

Mit wirksamen Mechanismen gegen den Krebs

In den letzten Jahren wurden neue Medikamente entwickelt, mit welchen die Behandlungserfolge bei Darmkrebs entscheidend verbessert wurden. Durch die Kombination verschiedener auf die Tumorzelle wirkender Zytostatika (Zellgifte) konnte eine höhere Wirksamkeit erreicht werden. Gleichzeitig konnten die Nebenwirkungen in einem erträglichen Maß gehalten werden.

Die am häufigsten verwendeten Zystostatika (Zellgifte)

5-Fluorouraci (5-FU) ist ein lang erprobtes Zytostatikum aus der Gruppe der Antimetabolite. Diese Substanz gleicht körpereigenen Zellbausteinen und kann deshalb an deren Stelle in den Stoffwechsel der Krebszelle eingebaut werden. Die Folge: Die Krebszelle kann keine sinnvolle biochemische Information bilden, so dass weitere Stoffwechselschritte unterbleiben und die Zelle abstirbt.

Irinotecan ist heute ein halbsynthetisches Produkt. Ursprüngliche Quelle für dieses Medikament war der in China wachsende Baum Camptotheca acuminata. Irinotecan hemmt einen wesentlichen Schritt der Zellteilung. Es kommt zum Stillstand der Vermehrung und zum Zelltod der Krebszelle.

Oxaliplatin gehört in die Gruppe der Platinderivate. Wirksam ist sowohl Oxaliplatin als auch seine Abbauprodukte im Körper. Beide bilden eine Vernetzung im Kern der Krebszelle, als Folge ist keine weitere Zellteilung mehr möglich, die Krebszelle stirbt ab.

Capecitabine ist ein Zytostatikum in Tablettenform. Geschluckt wird eine chemische Vorstufe des eigentlichen Zellgiftes. Erst in der Tumorzelle wird Capecitabine durch ein bestimmtes Enzym in die aktive Substanz umgewandelt. In seiner Wirkung ist Capecitabine dem 5-FU (siehe oben) gleichwertig. Aber es ist besser verträglich, da es nur in der Tumorzelle wirkt.

Tegafur-Uracil ist ein weiteres gut verträgliches Chemotherapeutikum in Tablettenform. Wie der Name schon sagt, besteht es aus zwei Komponenten. Tegafur, das erst im Organismus in 5-FU verwandelt wird und Uracil, das den Abbau von 5-FU hemmt. So bleibt das 5-FU (siehe oben) länger wirksam.

Antikörper-Therapie

Ein Meilenstein in der Behandlung des Dickdarmkrebses war die Einführung der sogenannten zielgerichteten Therapien. Wissenschaftlern ist es gelungen, wesentliche Wachstumsfaktoren der Tumorzelle zu identifizieren. Diese sind für die ungehemmte Zellteilung und damit das Wachstum des Tumors zuständig. Die theoretischen Erkenntnisse konnten in die Praxis umgesetzt werden. Antikörper (Hemmstoffe) gegen diese Wachstumsfaktoren stehen nun für die Behandlung von Dickdarmkrebs zur Verfügung. Die neu entwickelten Medikamente werden meist in Kombination mit einer Chemotherapie angewandt.

Cetuximab ist ein Antikörper, der „zielgerichtet" entwickelt wurde und auf bestimmte Oberflächeneigenschaften der Krebszelle wirkt. Der Angriffspunkt von Cetuximab ist der „Epidermal Growth Factor Receptor" (EGFR). Das ist ein Rezeptor, der für die Weiterleitung von Wachstumsimpulsen ins Innere der Krebszelle verantwortlich ist. Das Neue daran, das Ansprechen auf diese Behandlung kann schon im Vorhinein festgestellt werden: An der entnommenen Gewebsprobe werden die genetischen Informationen der Krebszelle analysiert. Gehört der Tumor zur Klasse der KRAS-Wildtyp-Tumoren, wird die Therapie greifen.

Bevazicumab wirkt durch die Hemmung der Angiogenese. Unter Angiogenese versteht man die Neubildung von Blutgefäßen, die der Tumor zum Wachstum braucht. Auslöser für die Gefäßneubildung ist der Wachstumsfaktor VEGF (Vascular Endothelial Growth Factor). Er

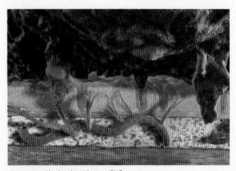

lockt Blutgefäße zu den Tumorzellen. So bekommen diese Nährstoffe und können ungehemmt wachsen. Der Antikörper Bevazicumab richtet sich gezielt gegen den Wachstumsfaktor VEGF. Dadurch können keine neuen Blutgefäße gebildet werden, die Krebszellen werden nicht mehr mit Nährstoffen versorgt und bereits entwickelte Gefäße bilden sich zurück. Das Wachstum des Tumors und die Bildung von Metastasen werden so gehemmt.

Tumorzelle lockt Blutgefäße an

Panitumumab ist der erste vollständig humanisierte Antikörper. Das bedeutet der Körper wird nicht durch Fremdeiweiß belastet, daher gibt es keine Unverträglichkeiten oder allergische Reaktionen. Auch dieser Antikörper blockiert einen Wachstumsfaktor an der Oberfläche von Tumorzellen. Dadurch wird die Zellteilung gehemmt und dadurch auch Zellvermehrung und Tumorwachstum. Dazu verhindert dieses Medikament Reparaturmechanismen in den Tumorzellen nach einer Chemo- oder Strahlentherapie.

AUS MEINER PRAXIS

Mögliche Nebenwirkungen – mehr wissen, besser damit umgehen, vermeiden

Jede Substanz, die eine effektive Hauptwirkung hat, kann auch unerwünschte Wirkungen 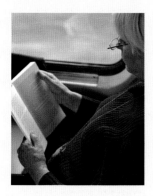 haben, die oftmals als Nebenwirkungen bezeichnet werden. Die genaue Kenntnis der zu erwartenden Nebenwirkungen hilft bei der richtigen Therapieauswahl. Je besser Sie über die Nebenwirkungen informiert sind, desto weniger Komplikationen können auftreten.

Die Aufklärung über Nebenwirkungen soll darum nicht Angst machen, sondern Sicherheit geben. Über viele Substanzen gibt es Patientenbroschüren, die Sie weiter mit Information versorgen können. Fragen Sie danach.

Bei diesen Medikamenten wurden diese möglichen Nebenwirkungen beobachtet. Es sind nur die Nebenwirkungen aufgelistet, die das Essverhalten beeinflussen können. Die Nennung in der Tabelle bedeutet jedoch nicht, dass diese Nebenwirkungen bei jedem Patienten auftreten müssen. Lassen Sie sich nicht entmutigen. Jeder Mensch ist einzigartig und reagiert individuell auf die Therapie. (● = trifft zu)

Medikament	Appetitlosigkeit	Erbrechen	Durchfall	Mukositis
Capecitabine	●	●	●	●
5-FU	●	●	●	●
Irinotecan	●	●	●	
Oxaliplatin	●	●		
Bevazicumab			●	
Cetuximab			●	
Panitumumab			●	
Tegafur-Uracil	●	●	●	●

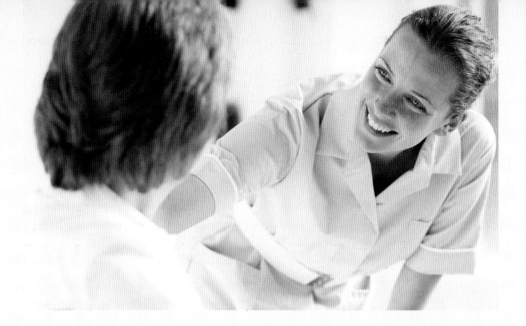

GESUND WERDEN, GESUND BLEIBEN

Sie haben Operation und Therapien bewältigt, das hat Sie viel Kraft gekostet. Aber die Zeit, in der Sie häufig zu Therapien und Kontrolluntersuchungen ins Spital mussten, ist vorbei und der Weg zurück in das „normale Leben" beginnt.

Bei aller Erleichterung darüber, sollten Sie aber verhindern, dass daraus auch die Rückkehr zum „Alltagstrott" wird. Verfallen Sie nicht in alte Gewohnheiten, die Sie schon immer gestört und gehemmt haben. Nehmen Sie weiterhin Ihre persönlichen Bedürfnisse ernst und sprechen Sie Ihre Wünsche klar aus. Machen Sie sich klar, welche Ziele Sie erreichen wollen, alleine oder mit Ihrem Partner. Dabei ist es durchaus hilfreich, wenn Sie die drei wichtigsten Ziele und Wünsche aufschreiben und langsam aber sicher an ihrer Verwirklichung arbeiten. Z.B. Sie haben sich schon immer ein Glashaus im Garten gewünscht – jetzt ist die Zeit gekommen, es aufzubauen und darin Orchideen oder Tomaten zu züchten.

Trotzdem werden Sie immer wieder an die Zeit Ihrer Krankheit denken, vor allem bei den regelmäßigen Kontrollbesuchen. In der Zeit davor sind viele psychisch angespannt. Greifen Sie an diesen Tagen ruhig zu Ablenkungsmanövern, ein unterhaltsamer Film, ein Konzert, treffen Sie Freunde im Kaffeehaus und vermeiden Sie es möglichst allein zu sein. Die Nachsorgeuntersuchungen werden am Anfang häufiger sein und nehmen dann in ihrer Frequenz ab. Die Intervalle für Blutuntersuchung, Röntgenuntersuchungen und Kontrolle des Darms werden von Ihrem/r Arzt/Ärztin festgelegt.

Wichtig für dauerhaftes Wohlbefinden

Ein gesunder Lebensstil ist die Voraussetzung, damit Sie sich rundum gut fühlen. Die drei wesentlichen Säulen dafür sind regelmäßige körperliche Bewegung, seelisches Gleichgewicht und gesunde Ernährung.

Es gibt keine allgemeingültigen Vorschriften, welcher Sport am wirksamsten ist. Stärken Sie 3-mal die Woche Ihre Ausdauer – Nordic Walking, Joggen, Rad fahren oder in der Gruppe wandern – finden Sie den Bewegungsstil, der Ihnen am meisten Spaß macht. Auch die seelische Harmonie kann durch verschiedene Methoden gestärkt werden. Yoga, Meditation, autogenes Training – wenn Sie keine Erfahrung mit diesen Entspannungsmethoden haben, schließen Sie sich einer Selbsthilfegruppe an. Sie werden dort Anregungen finden und neue Menschen kennenlernen.

Gesund genießen – Powerplus für den Alltag

Das richtige Essen gibt Kraft und schützt, während der Therapie, aber auch danach im Alltag. Nicht nur Sie, sondern Ihre ganze Familie profitieren davon. Besonders Kinder können nicht früh genug mit dem gesunden Essen anfangen.

Eine vollwertige, gesunde Ernährung ist erwiesenermaßen ein Schutzprogramm für den ganzen Körper. Viel Obst und Gemüse, reichlich Kartoffeln, Getreideprodukte, Hülsenfrüchte und Sojaprodukte, pflanzliche Öle, dazu öfters Meeresfisch und fettarme Milchprodukte. Beim Fleisch heißt es ab und zu kleinere Portionen, die aber von bester Qualität. Ein Essen, das so zusammengesetzt ist, verhindert Übergewicht, schützt Herz und Gefäße, macht die Knochen fest und stärkt das Immunsystem.

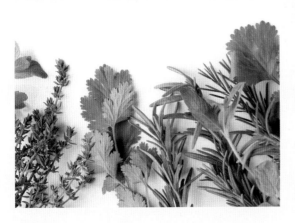

Dieses Essen ist aber nicht nur gesund, sondern schmeckt auch hervorragend. Probieren Sie neue Rezepte aus, wagen Sie sich an überraschende Gewürzmischungen, schwelgen Sie in frischen Kräutern und schöpfen Sie aus dem Vollen – aus dem Garten der Natur kommen ganz im Einklang mit den Jahreszeiten immer neue frische Genüsse.

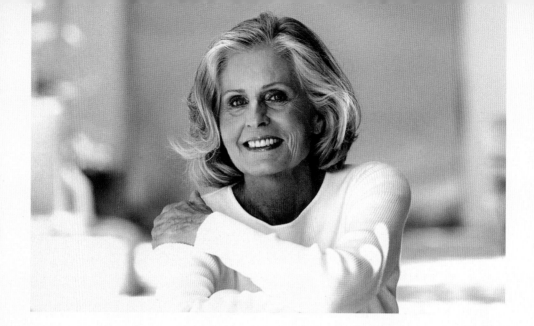

RICHTIG ESSEN MACHT STARK

Essen ist mehr als die Aufnahme von Nährstoffen. Essen vermittelt Geborgenheit, weckt Erinnerungen an die Kindheit und löst Zufriedenheit aus. Umso bedrohlicher ist es, wenn Organe, die für diesen lebensnotwendigen Prozess zuständig sind, von einer Krankheit betroffen werden. Jede Krankheit bedeutet eine Verunsicherung unseres Selbstwertgefühls, diese Kränkung wird durch operative Eingriffe weiter verstärkt. Eine Operation am Darm löst die Angst aus, die aufgenommene Nahrung könnte an den frisch operierten Stellen Schaden auslösen oder nicht ungehindert vorbeigleiten.

Der Körper hat enorme Selbstheilungskräfte

Der Darm heilt schneller als ein aufgeschlagenes Knie. Sichtbares Zeichen dafür: Wenn die Operationsfäden oder Klammern am 10. Tag nach der Operation aus der Haut entfernt werden und Sie wieder duschen können, ist auch im Darminneren die Wunde verheilt. Ab diesem Zeitpunkt können Sie die Rezepte aus unserem Buch unbesorgt essen im Bewusstsein, dass jeder Bissen Ihren Körper stärkt und Sie sich dadurch wohler fühlen. Denn die Nährstoffaufnahme ist nicht beeinträchtigt, obwohl Ihnen ein Stück Dickdarm entfernt wurde. Die Aufnahme der Nährstoffe findet im Dünndarm statt, die Rückaufnahme von Flüssigkeit kann der verbliebene Dickdarm übernehmen.

Eingewöhnungsphase für den Darm

Selbstverständlich braucht der operierte Darm eine Eingewöhnungsphase. Manche Menschen haben verstärkt Blähungen, andere müssen überfallsartig die Toilette aufsuchen. Auslöser dafür können bestimmte Lebensmittel und Getränke sein, z.B. der Frühstückskaffee. Andere Patienten hingegen berichten, dass ihr Darm gleich oder sogar besser als vor der Operation funktioniert. Für alle jedoch gilt, beobachten Sie sich selbst, vermeiden Sie Ihre persönlichen Stressfaktoren für den Darm und finden Sie Ihren individuellen Rhythmus. Die Rezepte in unserem Buch sind so entwickelt, dass sie den Tagesbedarf an Nährstoffen und Vitaminen decken. Die Auswahl der Lebensmittel und die Zubereitungsart sind besonders darmschonend gewählt und daher gut geeignet, Sie von Anfang an in dieser Aufbauphase zu begleiten. Nach vier Wochen ist die Überempfindlichkeit des Darmes zumeist vorüber, geänderte Stuhlgewohnheiten können aber bis 6 Monate bestehen.

FITNESSPROGRAMM FÜR DEN DARM

Damit der Darm nach der Operation rasch wieder in Schwung kommt, braucht er verschiedene Trainingseinheiten:

▶ Richtige Ernährung

▶ Ausreichend trinken

▶ Bauchdeckenmassage (S. 37)

▶ Anspannen des Schließmuskels – 5 mal 10 Sekunden, dabei weiteratmen

▶ Leichte körperliche Bewegung

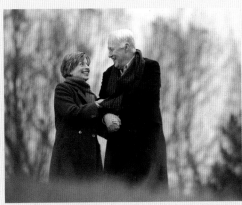

Zu jeder Jahreszeit sind Spaziergänge in der Natur eine Quelle neuer Kraft – für den Körper und für die Seele.

GEWÜRZE UND KRÄUTER FÜR EIN ANGENEHMES BAUCHGEFÜHL

	stärkt den Magen	appetitanregend	gegen Blähungen
Anis		•	•
Beifuß	•	•	
Basilikum	•	•	
Bohnenkraut	•	•	•
Dill	•	•	
Fenchel		•	•
Majoran	•	•	•
Melisse	•	•	•
Pfefferminze		•	•
Kümmel		•	•
Koriander		•	•
Liebstöckel		•	
Oregano		•	•
Petersilie		•	
Thymian	•	•	•
Ingwer	•	•	

Gesund bleiben mit dem richtigen Essen

Wenn Sie sich etwa 6 Monate, auch mit Hilfe der Rezepte in diesem Buch, darmschonend ernährt haben, können Sie Ihr Spektrum an gesunden Leibspeisen erweitern. Wählen Sie dafür bevorzugt Lebensmittel, die reich sind an bioaktiven Schutzstoffen (Tabelle S. 44/45), z.B.: Hülsenfrüchte, Knoblauch, Kraut, Zitrusfrüchte, Vollkornprodukte. Wenn Sie überwiegend vegetarisch essen, sparsam mit Fleisch, Wurst und fetten Milchprodukten umgehen und zum Kochen Pflanzenöle verwenden, können auch kleine kulinarische „Sündenfälle" nicht schaden.

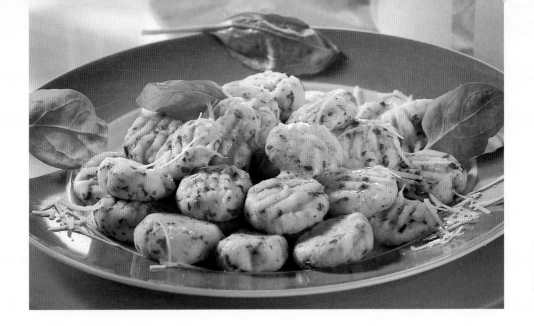

GESUND ESSEN,
THERAPIE BESSER VERTRAGEN

Bei manchen Patienten folgt auf die Operation als Nachbehandlung eine Chemotherapie. Diese Therapieform hat beim Dickdarmkrebs große Fortschritte gemacht und der Forschung ist es gelungen, Nebenwirkungen zu reduzieren. Die Wirkung der Chemotherapie beruht darauf, dass die Zellteilung der Tumorzellen gehemmt wird. Von diesem Mechanismus sind aber auch gesunde Zellen betroffen, besonders Zellen, die sich häufig teilen. Zu diesen zählen die Schleimhautzellen im Mundbereich, in der Speiseröhre, aber auch im gesamten Verdauungstrakt. Wenn Nebenwirkungen auftreten, sind darum diese Bereiche betroffen und können das Essen beeinträchtigen.

Während der Therapie muss darum das Essen diesen Beschwerden angepasst sein, damit ausreichend Nährstoffe, Vitamine und sekundäre Pflanzenstoffe aufgenommen werden können und einer Mangelernährung vorgebeugt wird. In unserem Buch finden Sie dazu speziell gekennzeichnete Rezepte. Mit einem angepassten Essen werden die Therapieschritte besser vertragen, Therapiezyklen können planmäßig durchgeführt werden, das Immunsystem wird gestärkt und einem Gewichtsverlust wird vorgebeugt. Eine gesunde Ernährung während der Therapie verbessert die Lebensqualität und fördert den Genesungsprozess.

Individuelle Essbedürfnisse berücksichtigen

Jeder Mensch ist einzigartig und reagiert individuell auf die Chemotherapie. Der Grad der Essstörung kann unterschiedlich sein und von Geruchsüberempfindlichkeit bis hin zur Übelkeit reichen. Es sind oft Kleinigkeiten, die darüber entscheiden, ob Sie jetzt genug essen können: eine neue Garmethode, die richtige Konsistenz oder Temperatur der Speisen. Im Rezeptteil unseres Buches finden Sie dazu auch die passenden Speisen und Getränke.

Mukositis (Mundschleimhautentzündung)

Unter Mukositis versteht man eine Entzündung der Mundschleimhaut, die oberflächlich und harmlos sein kann, jedoch auch manchmal tiefe Geschwüre bildet und heftige Schmerzen verursacht. Da sich die Mundschleimhaut sehr schnell regeneriert, dauert die akute Phase 3 – 5 Tage. In dieser Zeit gilt es Schmerzen zu lindern, Bakterien, Viren und Pilze abzuwehren und den Heilungsprozess zu fördern. Informieren Sie unbedingt Ihren Arzt. Er wird Ihnen die notwendigen schmerzlindernden Medikamente verschreiben und die Dosis beim nächsten Chemotherapiezyklus so anpassen, dass diese Nebenwirkung nicht mehr auftritt.

Mildes, Weiches, Kühles

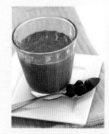

Sehr milde Speisen, lauwarm oder kalt, essen. Vermeiden Sie saure, scharfe und heiße Speisen. Lassen Sie auch die harten Krusten von Brot und Gebäck weg, diese können die empfindliche Schleimhaut verletzen. Essen Sie nichts Scharfes, Heißes oder Hartes. Auch

---

DIESE LEBENSMITTEL WERDEN HÄUFIG SCHLECHT VERTRAGEN

Bohnen

Kohl

Paprika

Sauerkraut

Zwiebeln

Pilze

Lauch

Gurkensalat

Kartoffelsalat

Krautsalat

Buttermilch

Orangensaft

Vollmilch

gekochte Eier

frisches Brot

Mayonnaise

rohes Kern- und Steinobst

Nüsse

Birnen

Orangen

saure Getränke wie säurehältige Fruchtsäfte, Mineralwasser mit Kohlensäure oder heißen Tee mit Zitrone sollten Sie vorübergehend meiden. Dickflüssige Säfte aus süßen Früchten wie Heidelbeere, Marille oder Pfirsich, dazu kalte Cremesuppen, werden vertragen und sind gute Energiespender.

Kräuter-Eiswürfel kühlen den Mund

Bei Mundschleimhautentzündung wirkt das Lutschen von Eiswürfeln aus Kräutertee lindernd. Die Eiswürfel sollten jedoch keine scharfen Kanten haben. Darum die Eiswürfel vor dem Gebrauch kurz unters Wasser halten. Aus hygienischen Gründen sollten Sie die Eiswürfel in Eiswürfelsäckchen, die es in jedem Supermarkt zu kaufen gibt, zubereiten.

KRÄUTERTEE-REZEPT

Je 10 g Thymian, Majoran, Rosmarin, Bohnenkraut und Salbei. Kräuter gut vermischen. 5 Teelöffel der Kräutermischung, 1 Zimtstange und 3 Gewürznelken mit 1 l kochendem Wasser übergießen. 10 Minuten ziehen lassen.

Flüssige Nahrung bekommt am besten

Trinken Sie Milchmixgetränke und Gemüsesäfte. Mixen Sie Nussmus als zusätzliche Energiequelle in die Getränke. Auch Milcheis lässt sich leicht schlucken und hemmt den Schmerz. Wenn die Akutphase vorbei ist und die Entzündung abklingt, können Sie auch wieder kalte und lauwarme Suppe, Püree aus Kartoffeln, Karotten oder aus süßen Früchten und Topfencreme essen.

Mundhygiene großgeschrieben

Beginnen Sie bereits zu Beginn der Chemotherapie mit einer intensiven Mundhygiene: Spülen Sie nach jeder Mahlzeit den Mund mit ungezuckertem Salbeitee. Aber keinen Kamillentee verwenden, er trocknet die Schleimhäute weiter aus. Verwenden Sie eine weiche Zahnbürste, verzichten Sie auf Zahnstocher und Zahnseide. Diese können am Zahnfleisch kleine Verletzungen auslösen. Lassen Sie sich bei den ersten Anzeichen einer Mundschleimhautentzündung vom

Arzt ein Antiseptikum für Spülungen verschreiben. Bei der Mundhygiene während der Mukositis sollten Sie keine Zahnbürste verwenden und die Mundpflege mit weichen Wattestäbchen durchführen.

Das hilft bei trockenem Mund

Nach dem Abheilen der Mundschleimhautentzündung kann es zu Mundtrockenheit kommen. Hier kann das Kauen von getrockneten Preiselbeeren oder Cranberries die Speichelsekretion wieder anregen.

Übelkeit und Erbrechen

Besonders belastend ist für viele Patienten der Gedanke an Übelkeit und Erbrechen während der Therapie. Moderne Medikamente können dies weitgehend verhindern, jedoch sind individuelle, unterschiedliche Empfindlichkeiten von Mensch zu Mensch zu erkennen.

Bei jeder Chemotherapie erhalten Sie vorbeugend Medikamente gegen Übelkeit und Erbrechen. Akutes Erbrechen kann während der Infusion und bis zu 24 Stunden nach der Chemotherapie auftreten. Die Übelkeit entsteht, wenn Zytostatika über den Magen aufgenommen werden und das Brechzentrum im Gehirn stimulieren. Daher wirken moderne Antiemetika (Mittel gegen Übelkeit) als sogenannte Serotonin-Antagonisten. Sie hemmen die Erregung des Gehirnzentrums, das für das Auslösen des Erbrechens notwendig ist.

Wichtig ist, dass die Begleittherapie Ihrer subjektiven Befindlichkeit angepasst wird. Nur so kann verhindert werden, dass das Gehirn einen Lernprozess startet, der ein sogenanntes antizipatorisches Erbrechen auslöst, d.h. schon das Betreten des Therapieraums, das Erscheinen des Arztes oder allein der Gedanke an die Therapie rufen Übelkeit und Erbrechen hervor.

Da Übelkeit bzw. Erbrechen in manchen Fällen nach mehr als 24 Stunden einsetzen können, ist es notwendig, für diesen Fall auch zuhause Medikamente gegen Übelkeit zu haben. Es gibt einige Medikamente, die bereits über die Mundschleimhaut aufgenommen werden. Das ist besonders wichtig, wenn Ihnen bereits übel ist. Lassen Sie sich darum diese Medikamente zu Beginn der Therapie von Ihrem Arzt verschreiben.

So helfen Sie sich

Die Phase der Übelkeit kann unterschiedlich lang dauern. Sie nimmt aber in ihrer Intensität Tag für Tag nach der Therapie ab. Auch im Verlauf des Tages ist sie nicht immer gleich stark ausgeprägt. Meiden Sie alle äußeren Einflüsse, die die Übelkeit steigern können, z.B. Küchengerüche, aber auch ruckartige Bewegungen, die das Gleichgewichtsorgan belasten wie schnelles Bücken, Autofahren oder schnell mal den Mist mit dem Lift hinunter bringen.

Planen Sie auch Ruhephasen vor und nach dem Essen ein.

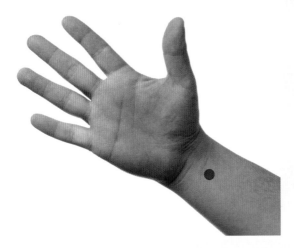

So helfen Sie sich selbst –
Druckpunktmassage gegen Übelkeit

Mit den mittleren drei Fingern der
linken Hand 1 cm über dem
Handgelenk etwa 10 Sekunden fest
drücken. Dabei regelmäßig weiter-
atmen. Wiederholen bis sich die
Übelkeit bessert.

Viel trinken

Wenn Sie gelegentlich erbrechen, haben Sie einen erhöhten Flüssigkeitsbedarf. Achten Sie darauf, dass Sie genügend trinken. Die Getränke sollten Raumtemperatur haben. Kräutertees, klare, gut gesalzene Gemüsebouillon (S. 79), stark verdünnter Apfelsaft (S. 47) oder Mineralwasser ohne Kohlensäure gleichen den Flüssigkeitsverlust aus und stabilisieren Ihren Mineralstoffhaushalt.

Klare Suppe und Ingwer

Ingwer beruhigt den Magen. Geben Sie ihn fein gerieben oder in kleinen Scheibchen in den Tee. Eine klassische Zubereitung: 20 g Ingwerscheiben mit 500 ml kochendem Wasser aufgießen und 7 Minuten ziehen lassen. Den Ingwertee in kleinen Schlückchen lauwarm trinken.

Auch klare Gemüsesuppen, durchaus mit Nudeln oder Gemüsestreifen, sind jetzt bekömmlich. Streichen Sie das Frühstücksmüsli und beginnen Sie den Tag mit einer flaumigen Grießnockerlsuppe (S. 80) oder mit einer stärkenden japanischen Nudelsuppe (S. 82)

Jede Gelegenheit zum Essen nutzen

Die Übelkeit ist nicht zu jeder Tageszeit gleich ausgeprägt. Vielleicht bekommen Sie noch am späten Abend Hunger. Haben Sie darum immer fertige Speisen, z.B. Aufstriche, Suppen, die sich rasch aufwärmen lassen, für den plötzlich auftretenden Appetit bereit.

Kein Appetit

Appetitlosigkeit ist bei Patienten mit Krebserkrankungen sehr häufig. Nicht nur die Krebserkrankung selbst, sondern eine Reihe von Medikamenten, z.B. Schmerzmedikamente, können den Appetit auf Essen verderben.

Eine konfliktreiche Situation für den Betroffenen, aber auch für seine Angehörigen. Denn mit dem Appetit aufs Essen schwindet auch die Kraft und damit Zuversicht und Hoffnung. Angehörige sind mit dieser Situation oft überfordert, kochen üppige Leibspeisen und fühlen sich in ihrer Fürsorge zurückgewiesen, wenn der Betroffene nichts isst. Jetzt ist es hilfreich, alte Essgewohnheiten hinter sich zu lassen und mit erprobten Tricks den Appetit anzuregen.

Ein wirksames Mittel gegen Appetitstörungen ist ein frisch zubereitetes Essen aus aromatischen, taufrischen Zutaten, harmonisch gewürzt mit Kräutern, Ingwer und Zitronenschale.

Obst, Gemüse und Kräuter

Erfahrungsgemäß wecken der Duft und der Anblick von farbenfrohem Gemüse, Obst und Kräutern den Appetit. Bereichern Sie gehaltvolle Speisen darum immer mit etwas Frischem: streuen Sie reichlich gehackte Kräuter über die nährstoffreiche Kartoffelcremesuppe, ver-

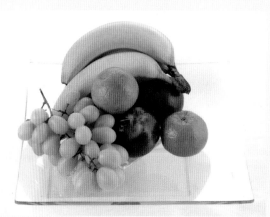

mischen Sie kurz gedünstete oder fein geraspelte Karotten mit einem üppigen Rahm-Dressing, essen Sie Beeren- und Fruchtsoßen zu eiweißreichen Cremespeisen.

Die Appetitlosigkeit überlisten – garnieren Sie das Essen immer mit etwas Frischem.

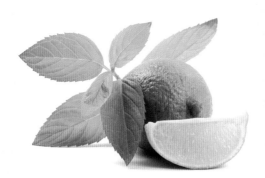

Kleine Portionen schön garniert

Den Teller nicht anfüllen, das macht satt, bevor man einen Bissen geschluckt hat. Richten Sie kleine Portionen mundwässernd an und garnieren Sie diese mit viel Frischem. Schon der Anblick einer Zitronenscheibe lässt die Magensäfte fließen und der Duft frischer Minze lockt den Appetit.

Das Auge isst mit und der Appetit wird auch durch angenehme Gerüche geweckt.

APERITIF LOCKT DEN APPETIT

Ein Gläschen Sherry oder Sekt vor dem Essen regt den Appetit an! Besprechen Sie mit Ihrem Arzt, ob Ihnen ein Schlückchen Alkohol bekommt.

Keine festen Essenszeiten

Essen Sie, wann immer Sie Lust haben. Am besten viele kleine Portionen über den Tag verteilt. Wenn Sie morgens Lust auf Suppe haben und abends Appetit auf das Frühstücksmüsli, dann greifen Sie zu.

Kleine Speisen vorbereiten

Achten Sie darauf, dass immer eine kleine Speise im Kühlschrank vorrätig ist. Dann können Sie sofort etwas essen, wenn der kleine Hunger kommt. Würzige Aufstriche, Cremespeisen aber auch portionsweise eingefrorene Nudelsoßen und Suppen sind praktisch.

Bewegung vor dem Essen

Machen Sie vor dem Essen einen kleinen Spaziergang an der frischen Luft und sorgen Sie dafür, dass das Esszimmer immer gut gelüftet ist.

Geruchsempfindlichkeit

Viele Medikamente beeinflussen das Geschmacks- und Geruchsempfinden. Manche Koch-aromen, die man vor und nach der Therapie als angenehm und appetitanregend empfindet, lösen jetzt Widerwillen und Ekel aus. Der Geruch, aber auch der Anblick von gebratenem und gekochtem Fleisch ist häufig unerträglich. Auch heißes Fett oder andere starke Kochgerüche verderben den Appetit.

Ihre Nase hat den richtigen Riecher

Vertrauen Sie auf Ihren Geruchssinn, er bringt Sie auf den gesunden Geschmack, denn erfah-rungsgemäß wird jetzt der Geruch von frischem und schonend gegartem Gemüse und Obst als angenehm empfunden. Setzen Sie darum schnell zubereitete frische Gemüsegerichte auf Ihren Speiseplan. Vielleicht mit einem Klacks Joghurt oder Sauerrahm. Essen Sie dazu Nudeln oder Kartoffeln.

Nicht selbst kochen

Lassen Sie andere kochen. Keine Angst, die Rezepte in diesem Buch sind so einfach zubereitet, dass sie auch wenig geübten Köchen gelingen.

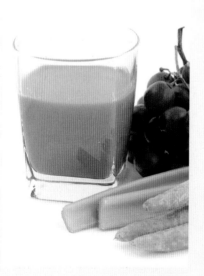

Geschmacksveränderungen

Viele Patienten sind über Geschmacksveränderungen überrascht und verunsichert. Ausgelöst werden diese durch eine Reaktion der Geschmacksnerven an der Zunge und im Mundbereich auf die Chemotherapie. Als Folge davon ändern sich vorübergehend auch die Essvorlieben.

Säfte, Kräuter, Ingwer vertreiben die Bitterkeit

Frisch gepresste Obst- oder Gemüsesäfte mit Kräu-tern, Kräuter- oder Ingwertee (S. 29) vertreiben den bitteren oder übertrieben süßen Geschmack im Mund.

Fleisch – nein Danke

Auch wenn Sie sehr gerne Fleisch essen, kann es sein, dass es Ihnen während der Therapie überhaupt nicht schmeckt. Fleisch kann jetzt einen unangenehmen Beigeschmack haben. Diese Änderung des Geschmacksempfindens ist jedoch vorübergehend und verschwindet nach der Therapie wieder. Trotzdem müssen Sie auf kulinarischen Genuss nicht verzichten. Erfahrungsgemäß ist in dieser Zeit der Appetit auf Vegetarisches groß. Kräuterwürzige Pastagerichte, Gnocchi oder saftig gefüllte Pfannkuchen (Palatschinken). Auch marinierte Gemüse und Süßspeisen mit Früchten werden jetzt gern gegessen – auch von Patienten, die sich sonst eher als „Grünzeugmuffel" bezeichnen.

Früchte statt Schokolade

Zuckersüßes kann während der Therapie extrem und äußerst widerwärtig süß schmecken. Bereiten Sie darum Mehl- und Süßspeisen mit sehr wenig Zucker, dafür mit vielen frischen Früchten zu. Pfirsichauflauf, Kirschenmuffins und kalte Fruchtsuppen sind jetzt genau richtig. Ihre natürliche Süße in Verbindung mit diesem feinen, natürlichen Aroma wird als angenehm empfunden. Großer Vorteil: Mit den Früchten verspeisen Sie auch viele Schutzstoffe (S. 44/45). Auch mineralstoffreiche Trockenfrüchte und reife Bananen sind natürlich süß und eignen sich zum Naschen zwischendurch.

Rasches Völlegefühl

Hunger entsteht durch Signalstoffe des Magens an das Gehirn. Bei Krebs sind diese Hormone häufig vermindert, so dass der Erkrankte ständig das Gefühl hat, dass er satt ist, obwohl der Magen leer ist. Mit den richtigen Speisen und einem gezielten Essverhalten können Sie trotzdem genug Nährstoffe aufnehmen.

Zwischen den Mahlzeiten trinken

Es ist wichtig, dass Sie genügend Flüssigkeit aufnehmen. Trinken Sie kleine Mengen über den ganzen Tag verteilt. Allerdings nicht unmittelbar vor und wenig zu den Mahlzeiten. Denn auch Flüssigkeiten füllen den Magen.

Leicht schlucken – mehr essen

Wählen Sie Speisen, die sich leicht schlucken lassen – in diesem Buch finden Sie passende

Rezepte dafür. Cremesuppen, kräuterwürzige Pürees, flaumige Aufläufe, Nockerln oder fruchtig-süße Cremes. Denn langes Kauen fördert ein rasches Sättigungsgefühl!

Keine Angst vor Fett

Wenn Sie nur wenig essen können, muss jeder Bissen und jeder Schluck maximalen Kaloriengehalt haben. Das erreichen Sie, indem Sie den Fettgehalt der Speisen und Getränke erhöhen. Verdoppeln Sie darum die in den Rezepten angegebenen Mengen für Nussmus, Sauerrahm oder Crème fraîche, verwenden Sie 40 % Topfen (Quark) und ersetzen Sie Joghurt durch Sauerrahm. Bei Durchfall müssen Sie kurzfristig auf diese Anreicherung verzichten (s. u.).

Oft kleine Portionen essen

Essen Sie Ihre Hauptmahlzeit nicht auf einmal um 12 Uhr, sondern mehrmals als kleinen Happen über den ganzen Tag verteilt. Am besten ist es, wenn Sie stündlich ein paar nährstoffreiche Bissen zu sich nehmen.

Durchfall

Durchfall ist eine der häufigsten Nebenwirkungen der Therapie bei Dickdarmkrebs. Von Durchfall spricht man, wenn sich sowohl die Konsistenz als auch die Frequenz des Stuhls dramatisch ändern. Ursache dafür sind mehrere Mechanismen: Ähnlich wie bei der Mundschleimhautentzündung schädigt die Hemmung der Zellteilung die Schleimhautauskleidung im Inneren des Darmes. Hiervon betroffen ist vor allem der Dickdarm, dessen Hauptaufgabe die Eindickung des Stuhls durch Flüssigkeitsentzug ist. Werden die Zellen der Darmschleimhaut durch Chemotherapie in ihrer Funktion eingeschränkt, können sie diese Aufgabe nicht mehr übernehmen. Folge davon ist wässriger Stuhl. Durch die angegriffene Schleimhaut ist auch die schützende Barriere zwischen den Bakterien im Darmbereich und der Blutbahn nicht mehr intakt. Krankmachende Keime können jetzt in den Körper gelangen. Daher sollten Sie bei Durchfall und dem Auftreten von Fieber unbedingt sofort Ihren Arzt oder Ihr Therapiezentrum kontaktieren.

Erst seit kurzem ist bekannt, dass auch die neu eingeführten Medikamente aus der Gruppe der Antikörper Durchfall auslösen können. Angriffspunkt ist hier der Dünndarm. Die Antikörper hemmen nicht nur das Wachstum der Tumorzellen, sondern beeinflussen auch die Oberfläche des Dünndarms und stören damit die Aufnahme der Nährstoffe und den Flüssigkeitshaushalt.

Wenn Sie an Durchfall leiden, berichten Sie Ihrem Arzt genau über Stuhlfrequenz und Beginn des Durchfalls. Aus dem Beginn bzw. aus der Frequenz und Zusammensetzung des Stuhls, kann Ihr erfahrener Onkologe auf die Ursache rückschließen und die Dosierung Ihrer Chemotherapie entsprechend anpassen.

Nichts Ballaststoffreiches, Fettes und Rohes essen

Verzichten Sie auf rohes Gemüse und Obst sowie auf Vollkornprodukte – diese würden Ihren Darm nur zusätzlich reizen. Vermeiden Sie fette Zutaten (Crème fraîche, Obers, Butter). Getoastetes Weißbrot und Zwieback sind bei Durchfall besser verträglich als Vollkornbrot.

Reis-Karotten-Suppe

Mild gewürzte Getreideschleimsuppen oder Suppen von sehr weich gekochtem Reis mit Karotten unterstützen in der Akutphase die oft notwendige medikamentöse Behandlung. Gut verträglich sind auch gut weich gedämpfte Zucchini oder Apfelkompott. Wirksam und schnell zubereitet ist auch ein sehr weich gekochter weißer Reis vermischt mit fein geriebenem Apfel.

Trinken, trinken, trinken

Trinken Sie reichlich, um den Flüssigkeitsverlust auszugleichen, am besten leicht gesüßte Kräutertees und Mineralwasser ohne Kohlensäure. Als Mittel zum Süßen können Sie Fruchtmus, aber auch Honig verwenden. Dunkler Zucker enthält nicht mehr Inhaltsstoffe als weißer raffinierter Zucker.

Hartnäckiger Durchfall – sprechen Sie mit Ihrem Arzt

Wenn der Durchfall länger anhält, sollte abgeklärt werden, ob eine Fettverdauungsstörung oder eine durch die Therapie

KALIUMREICHE UND MAGNESIUMREICHE LEBENSMITTEL
(siehe S. 36)

Apfel

Aprikosen (Marillen)

Avocado

Banane

Birne

Blumenkohl (Karfiol)

Brokkoli gekocht

getrocknete Heidelbeeren

Heidelbeeren

Honigmelone

Karotten roh

Kartoffel

Kürbis

Mais

Nektarinen

Pfirsich

Rote-Rüben-Saft

Sellerie

Spargel

Spinat

Tomaten

Zucchini

erworbene Laktoseintoleranz vorliegt. Diese muss nicht absolut sein. Testen Sie aus, welche Milchprodukte Sie trotzdem vertragen. Dazu können Sie bei allen Rezepten Milch und Joghurt durch Sojamilch und Sojajoghurt ersetzen.

Kalium- und magnesiumreich essen

Durchfall kann Kalium- und Magnesiummangel verursachen. Spürbares Zeichen dafür sind Wadenkrämpfe. Darum verwenden wir in unseren besonders gekennzeichneten Rezepten kalium- und magnesiumreiche Lebensmittel. Zwischendurch sind auch eine Banane oder Trockenfrüchte gute Mineralstoffspender.

MUSKELKRÄMPFE – WARNSIGNAL FÜR MINERALSTOFFMANGEL

Bei Durchfall werden hauptsächlich Mineralstoffe wie Kalium und Magnesium verloren. Ein ausgeglichener Kalium- und Magnesiumhaushalt ist aber für unsere Muskeln und besonders für den größten Muskel – das Herz – unersetzlich. Beugen Sie Mineralstoffmangel vor. In diesem Buch finden Sie viele Speisen und Getränke mit kalium- und magnesiumreichen Lebensmitteln.

Joghurt hilft beim Aufbau der Darmschleimhaut

Essen Sie Naturjoghurt, sobald der Durchfall abklingt. Die Milchsäurebakterien daraus sorgen für eine intakte Darmflora und stärken Ihre Abwehrkräfte.

HAUTFALTENTEST – HABEN SIE FLÜSSIGKEITSMANGEL?

Die drohende Gefahr einer Austrocknung können Sie mit dem Hautfaltentest erkennen: Drücken Sie die Haut auf dem Handrücken zusammen. Bleibt nach dem Zusammendrücken eine Hautfalte auf dem Handrücken stehen, so fehlt es Ihnen deutlich an Flüssigkeit. Kontaktieren Sie dann umgehend Ihren Arzt. Denn wenn Sie vorübergehend nicht genug trinken können, muss die Flüssigkeit über die Vene ersetzt werden.

Verstopfung

Wenn Sie vorübergehend das Bett nicht verlassen können oder sich weniger bewegen, kann eine sonst regelmäßige Darmtätigkeit plötzlich träge werden und dadurch Völlegefühl, Appetitlosigkeit und Unbehagen auftreten.

Ausreichend trinken

Auch bestimmte Schmerzmittel können die Darmtätigkeit verlangsamen. Manchmal hilft es schon, ausreichend zu trinken. Achten Sie bewusst auf Ihre Trinkmenge und trinken Sie mindestens 1,5 l – 2 l pro Tag.

Ballaststoffreich essen

Verspeisen Sie reichlich Obst und Gemüse, schonend zubereitet und wenn Sie es vertragen auch roh, bevorzugt fein geraspelt. Wechseln Sie zu Vollkornbrot und bereiten Sie Pasta-Gerichte mit Vollkornspaghetti zu. Auch Kartoffeln tragen zur Versorgung mit Ballaststoffen bei. Essen Sie schon zum Frühstück ein Müsli mit Trockenfrüchten und geschroteten Leinsamen. Beginnen Sie jede Mahlzeit mit einem Gemüse-Salat.

Bewegung und Massage regen den Darm an

Gehen Sie häufig spazieren, am besten täglich. Wenn Sie sich einmal weniger bewegen, kann eine Bauchmassage helfen: Streichen Sie vom rechten Unterbauch zum rechten Oberbauch, zum linken Oberbauch, zum linken Unterbauch und wieder zum rechten Unterbauch in kreisförmigen Bewegungen. Über Sie dabei so viel Druck aus, wie es Ihnen angenehm ist.

Stoma

Für Patienten, die vorübergehend oder bleibend einen künstlichen Darmausgang haben, gibt es keine Diätvorschriften. Die Lage des Stomas bestimmt die Konsistenz des Stuhls. Je näher das Stoma zum Dünndarm liegt, desto dünnflüssiger ist dieser. Die Ernährungsempfehlungen, die für die Nebenwirkung Durchfall und Verstopfung beschrieben wurden, gelten auch für Patienten mit einem künstlichen Darmausgang. Ganz wichtig ist es, die Reaktion des Körpers auf bestimmte Lebensmittel zu kennen und Durchfallattacken oder Blähungen durch ein gezieltes Weglassen dieser Produkte zu vermeiden. In der Tabelle S. 26 werden Lebensmittel angeführt, die erfahrungsgemäß schlecht vertragen werden.

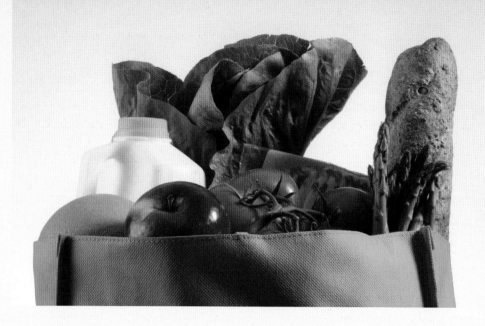

OPTIMALE ZUSAMMENSETZUNG DER ERNÄHRUNG

Damit Sie während der Therapie und danach im Alltag den täglichen Speiseplan an Ihren individuellen Nährstoffbedarf anpassen können, sollten Sie mit einigen ernährungswissenschaftlichen Zusammenhängen vertraut sein.

Die lebenswichtigen Hauptnährstoffe lassen sich in drei große Gruppen einteilen: Kohlenhydrate, Fette und Eiweiß. Die Qualität dieser Nahrungsbausteine und die Quantität, die wir davon aufnehmen, entscheiden darüber, ob wir uns gesund ernähren. Dabei gilt es aber zu berücksichtigen, dass sich bei einer Krebserkrankung die Quantität der einzelnen Nahrungsbausteine dem individuellen Bedarf anpassen muss und dadurch erhöht sein kann.

Konstante Energie – Kohlenhydrate aus naturbelassenen Lebensmitteln

Kohlenhydrate sind die Hauptenergielieferanten für unseren Körper. Jede Zelle braucht ununterbrochen Energie, ganz besonders das Gehirn ist auf eine kontinuierliche Zufuhr angewiesen. Denn unsere Gehirnzellen können ihre Energie ausschließlich aus Kohlenhydraten gewinnen.

Hauptlieferanten für wertvolle Kohlenhydrate sind pflanzliche Lebensmittel und sie sollten ein wesentlicher Teil jeder Mahlzeit sein. Die besonders hochwertigen Kohlenhydrate (Polysaccharide) aus Getreide, Kartoffeln, Hülsenfrüchten, Obst und Gemüse werden bei der Verdauung über mehrere Schritte in Monosaccharide (Einfachzucker) zerlegt. So wird der Körper über einen längeren Zeitraum mit einem gleichmäßigen Energiestrom versorgt. Außerdem tragen diese Naturprodukte zum Synergieeffekt einer gesunden Ernährung bei: sie liefern auch Ballaststoffe, Vitamine, sekundäre Pflanzenstoffe und Mineralstoffe.

Gesundes Fett schützt

Fette sind die Energielieferanten mit der höchsten Energiedichte. 1 g Fett liefert 9 kcal, wohingegen 1 g Kohlenhydrate und 1 g Eiweiß jeweils nur mit 4 kcal versorgen. Fette sind unersetzlich für den Aufbau gesunder Zellwände, sie sind Bestandteil von Hormonen und Trägersubstanz für die lebenswichtigen, fettlöslichen Vitamine A, D, E und K. Die Quelle für gutes, gesundes Fett sind einfach ungesättigte Fettsäuren aus Rapsöl und Olivenöl sowie Omega-3-Fettsäuren aus Sojaöl, fettem Meeresfisch, Nüssen und Samen. Einfach ungesättigte Fettsäuren halten die Gefäßwände glatt, so können sich keine „Verkalkungen" bilden. Omega-3-Fettsäuren haben eine besondere Bedeutung für Krebspatienten: Omega-3-Fettsäuren hemmen das Krebswachstum, sie verhindern den krankhaften Abbau der Skelettmuskulatur und schützen vor dem Abbau von lebensnotwendigen Fettdepots. Besonders Patienten mit starkem Gewichtsverlust können von dieser Eigenschaft der Omega-3-Fettsäuren profitieren. Die Lieferanten für gesundes Fett beinhalten auch Linol- und Linolensäure. Diese Fettsäuren schützen vor Infekten und sind für eine normale Funktion der Blutgerinnung unerlässlich.

KNACKPUNKT FETT

Liebe Köchin, lieber Koch!

Die Rezepte in diesem Buch können Sie ganz den individuellen Essbedürfnissen anpassen. Wenn ein paar Kilos zugelegt werden sollen, dann müssen Sie einfach die angegebene Fettmenge im Rezept etwas erhöhen. Das Gleiche gilt bei Appetitlosigkeit. Auch da dürfen die Speisen und Getränke ruhig etwas üppiger ausfallen, damit auch mit kleinen Portionen reichlich Kalorien aufgenommen werden. Ansonsten gilt für alle: wenig, aber hochqualitative Pflanzenöle und Nussmus, wie sie für eine ausgewogene gesunde Ernährung empfohlen werden.

Eiweiß – Baustoff und Transportmittel

Das Eiweiß aus den Nahrungsmitteln wird bei der Verdauung zerlegt und in körpereigene Eiweißstoffe (Proteine) umgebaut. Diese übernehmen im Körper die verschiedensten Funktionen: Sie sind notwendig zum Aufbau jeder einzelnen Zelle und damit zum Aufbau von Muskulatur und Gewebe. Proteine sind das Transportmittel für das Eisen im Blut und sie verfrachten schützende Vitamine bis in die kleinste Zelle. Zudem werden die für eine starke Immunabwehr notwendigen Antikörper (Immunglobuline), aber auch Hormone und Enzyme aus Eiweißstoffen gebildet.

Sie müssen kein Fleisch essen, um ausreichend mit Eiweiß versorgt zu sein. Diese Erkenntnis gewinnt während der Krebstherapie eine besondere Bedeutung. Denn häufig tritt während dieser Zeit ein Widerwillen gegen Fleisch auf. Fleisch muss auch länger gekaut werden als z.B. Kartoffeln und das löst ein frühzeitiges Sättigungsgefühl aus. Darüber hinaus wird mit dem Fleisch nicht nur Eiweiß verzehrt, sondern auch ungesundes Fett. Fleisch hat dazu eine geringe Nährstoffdichte. Das bedeutet: Es liefert pro Portion kaum schützende Vitamine und wie der Name schon zeigt, überhaupt keine sekundären Pflanzenstoffe oder Ballaststoffe.

Wertvolle Kombinationen eiweißreicher Lebensmittel

Wenn Sie kein Fleisch essen, können Sie sich mit einer Lebensmittelauswahl trotzdem eiweißreich ernähren. Durch die Kombination von pflanzlichen und tierischen Eiweißquellen, von Kartoffeln, Hülsenfrüchten, Soja und Getreide mit Ei und Milchprodukten, wird die biologische

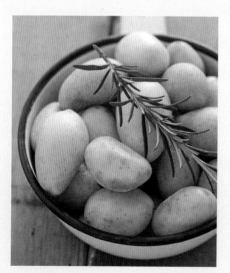

Wertigkeit des aufgenommenen Eiweißes erhöht. Wobei biologische Wertigkeit bedeutet, zu welchem Prozentsatz Nahrungseiweiß in körpereigenes Eiweiß umgewandelt wird. Mit dieser intelligenten Auswahl an Lebensmitteln sind Sie mit allen essentiellen Aminosäuren (lebenswichtigen Eiweißbausteinen) gut versorgt. Beim Konsum pflanzlicher Eiweißspender profitieren Sie zudem vom Synergieeffekt: Hülsenfrüchte, Kartoffeln, Soja und Getreide sind auch reich an Anti-Krebsstoffen, Vitaminen und Ballaststoffen.

Eiweißreiche Lebensmittel sind wertvoll.

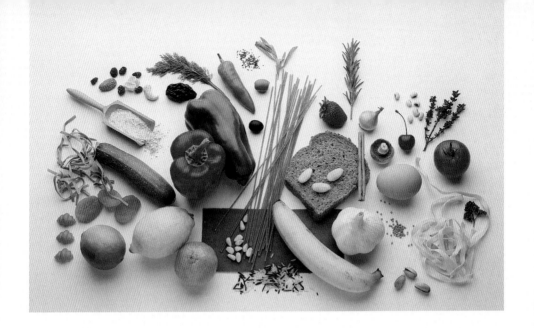

ABWEHRKRÄFTE STÄRKEN – DAS PLUS IN DER ERNÄHRUNG

Der Körper will aber nicht nur gut ernährt, sondern auch gut geschützt sein. Darum muss unser Essen neben Kohlenhydraten, Fett und Eiweiß auch reichlich Vitamine, sekundäre Pflanzenstoffe und Ballaststoffe enthalten. Diese lebensnotwendigen Stoffe entfalten ihre Wirkung im ganzen Körper bis hin zur kleinsten Funktionseinheit unseres Organismus, der Zelle.

Gerade in Phasen der Erkrankung und der Regeneration besteht ein erhöhter Bedarf an Vitaminen und sekundären Pflanzenstoffen. Wenn man diese Schutzstoffe mit Obst und Gemüse verspeist, sind sie wirkungsvoller als in Form von Tabletten. Das haben große Studien eindrucksvoll bewiesen. Denn beim Verzehr von natürlichen Lebensmitteln profitiert man vom Synergieeffekt der Schutzstoffe. So enthält z.B. Brokkoli nicht nur Vitamin A, C und E, sondern auch Glucosinolate, reichlich Kalium und Ballaststoffe.

Stimulation des Immunsystems

Der Darm ist das größte Organ unseres Körpers. Er übernimmt nicht nur die Verdauungsarbeit, sondern steht auch im Mittelpunkt des Immunsystems. Unter der vielfach gefalteten Oberfläche des Darms liegt eine Barriere von Immunzellen. Diese haben eine doppelte Funktion zum Schutz unserer Gesundheit. Zum einen verhindern diese Zellen das Eindringen von

Krankheitserregern. Zum anderen produzieren sie Schutzstoffe (Immunglobuline) und Abwehrstoffe (Zytokine). Die Immunzellen sitzen im Inneren der Darmwand. Damit sie ihre Aufgaben erfüllen können, erneuern sie sich ständig und brauchen darum auch ununterbrochen die richtigen Bausteine für den Zellaufbau. Diese Nährstoffe – Aminosäuren, Fettsäuren und Vitamine – werden mit dem Blut angeliefert. Auch gesunde Darmbakterien, die sogenannten Milchsäurebakterien, schützen vor Krankheitserregern. Joghurt, Kefir und Sauermilch fördern mit ihren Bifidus- und Laktobakterien den Aufbau einer gesunden Darmflora. Was uns oft nicht bewusst ist: Auch die gesunden Darmbakterien müssen ausreichend ernährt werden. Energiequelle für die Darmbakterien sind Ballaststoffe, welche nur in pflanzlichen Lebensmitteln vorkommen. Besonders nach längerfristiger Einnahme von Antibiotika ist der Wiederaufbau einer intakten Darmflora wichtig. Nur so kann der Darm wieder normal funktionieren.

KALZIUM UND VITAMIN D SCHÜTZEN VOR DARMKREBS

Außerdem haben Studien eine Schutzwirkung von Kalzium und Vitamin D gegen Darmkrebs festgestellt. Kalzium ist reichlich in Milchprodukten enthalten, Vitamin D in Seefisch. Es wird aber auch unter Einfluss des Sonnenlichts in der Haut gebildet.

Ballaststoffe – wichtig für die Abwehrkräfte

Ballaststoffe sind aber nicht nur für eine intakte Darmflora unentbehrlich, sondern darüber hinaus auch für die gesamte Darmgesundheit. Ballaststoffe sind Quell- und Saugstoffe. Sie binden zum einen Flüssigkeit. Dadurch erhöht sich das Volumen des Speisebreis und die Darmbewegung wird stimuliert – eine unerlässliche Voraussetzung für regelmäßigen Stuhlgang. Dies ist besonders wichtig, wenn der Darm durch Schmerzmedikamente oder wenig Bewegung träge wird. Ballaststoffe haben aber auch eine Saugfunktion, sie können Schadstoffe aufnehmen und rasch aus dem Darm bringen. Besonders viele Ballaststoffe sind in Vollkorngetreide-

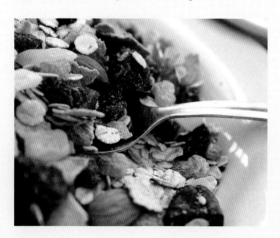

produkten, Kartoffeln und Hülsenfrüchten enthalten. Aber auch Gemüse und Obst versorgen uns damit. Besonders gute und bekömmliche Ballaststofflieferanten sind: Haferflocken, Vollkornnudeln, Naturreis, Mais, Karotten, Blumenkohl, Brokkoli, Rote Rüben, Kürbis, Apfel, Himbeeren, Birnen, Kirschen, Bananen.

Anti-Krebsstoffe aus der Natur

Die heilende Wirkung der Pflanzen ist den Menschen seit jeher bekannt. Mittlerweile kennt man die einzelnen Stoffe und ihre Wirkungsweise. Was aber Pflanzen vor Krankheiten schützt, hilft auch dem Menschen.

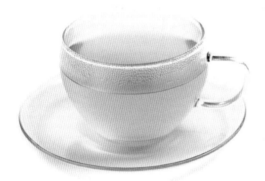

Obst- und Gemüse, Getreide, Hülsenfrüchte, Samen und Nüsse, also alle pflanzlichen Lebensmittel, enthalten Vitamine und sekundäre Pflanzenstoffe. Wissenschaftliche Untersuchungen haben ergeben, dass bestimmte sekundäre Pflanzenstoffe die Neubildung und das Wachstum bösartiger Zellen hemmen können. So zeigt z.B. die rote und violette Farbe von Obst und Gemüse an, dass darin Anthocyane enthalten sind. Diese sekundären Pflanzenstoffe wirken direkt auf die Zellen der Darmschleimhaut und schützen sie vor bösartigen Neubildungen. Polyphenole, z.B. aus Äpfeln, Kirschen und grünem Tee, machen freie Radikale unschädlich und sorgen so für eine ungestörte Zellerneuerung. Untersuchungen ergaben, dass bereits 2 – 3 Tassen grüner Tee eine schützende Wirkung haben. In Brokkoli, Kohl und Meerrettich (Kren) sind Glucosinolate enthalten, sie wirken antioxidativ und fördern die Bildung natürlicher Entgiftungsenzyme.

DIE TOP-LEBENSMITTEL MIT DER HÖCHSTEN ANTI-KREBSWIRKUNG

PRODUKT	SCHÜTZENDE INHALTSSTOFFE
Bohnen, Linsen, Kichererbsen	Saponine, Proteasen-Inhibitoren, Phytic Acid, Ballaststoffe
Himbeeren, Erdbeeren, Heidelbeeren, Kirschen, Cranberries, Preiselbeeren, Johannisbeeren (Ribiseln) rot und schwarz	Flavonoide, Elagensäure, Anthocyanide, Vitamin C, Ballaststoffe
Blumenkohl (Karfiol), Brokkoli, Wirsing (Kohl), Weißkraut, Rotkraut, Rosenkohl (Kohlsprossen)	Glucosinulate, Crambene, Indol-3-Carbinol, Isothiocyanate
Grüne Blattgemüse: Spinat, Blattsalate, Mangold, Mais	Folsäure, Karotinoide, Lutein, Zeaxanthin, Saponine, Flavonoide
Leinsamen	Phytoöstrogene (Lignane), Omega-3-Fettsäuren, Alphalinolsäure, Ballaststoffe
Knoblauch	Allicin, Sulfide
Trauben, Traubensaft, Himbeeren	Reservatrol
Grüner Tee	Flavonide, Polyphenole, Katechin
Soja	Phytoöstrogene (Isoflavone), Saponine, Phenolsäure, Phytic Acid, Phytosterole, Proteinkinase-Inhibitoren
Getreide und Vollkornprodukte	Antioxidantien, Phenole, Lignane, Phytoöstrogene, Saponine, Ballaststoffe
Olivenöl	Flavonoide, Phenolsäure
Petersilie	Cumarine
Apfel, Schale von Zitrusfrüchten	Quercetin
Banane	Dopamin
Haselnüsse, Mandeln, Sesam, Sonnenblumenkerne	Omega-3-Fettsäuren, Polyphenole Phytosterine

WIRKMECHANISMUS

verlangsamen Zellwachstum, Hemmung der Zellteilung,
verhindern Tumorausbreitung, entgiften

Zellschutz, verlangsamen Tumorwachstum, wirken entzündungshemmend

stoppen Tumorwachstum, verhindern Krebsentstehung

zerstören freie Radikale, hemmen Tumorwachstum, verlangsamen Zellteilung

verhindern Gefäßwachstum des Tumors,
verhindern Muskelabbau, normalisieren Stoffwechselvorgänge

verlangsamen Tumorwachstum, fördern Tod der Krebszellen

zerstören krebserregende freie Radikale, verhindern Krebsausbreitung,
verhindern die Neubildung von Krebszellen

schützen gesundes Gewebe, verlangsamen Tumorwachstum, senken das Krebsrisiko

Zellschutz, verhindern Tumorausbreitung

zerstören freie Radikale, verlangsamen Zellwachstum, Hemmung der Zellteilung,
verhindern Tumorausbreitung, entgiften

Schutz vor Zellschäden, senken das Darm- und Brustkrebsrisiko

hemmen die Entwicklung von Krebszellen, entgiften

Entzündungs- und krebshemmend, sorgt für gesunde Darmfunktion

senkt Darmkrebsrisiko

wirken anitioxidativ, stärken das Immunsystem

Drinks

SCHLUCK FÜR SCHLUCK AUFBAUEND

Die schnell gemixten Drinks schmecken nicht nur köstlich, sondern versorgen mit schützenden Vitaminen, sekundären Pflanzenstoffen und aufbauendem Eiweiß.

Wenn vorübergehend das Essen schwer fällt, kann ein gehaltvoller Drink auch eine Mahlzeit ersetzen. Besonders, wenn Sie ein oder zwei Löffelchen Nussmus in den Drink mixen.

Mandeln, Haselnüsse, Cashewnüsse, aber auch Walnüsse und Erdnüsse werden zu wunderbar cremigem Nussmus verarbeitet. Es ist reich an wertvollen Fettsäuren und zellschützendem Vitamin E, schmeckt in Frucht- und Gemüsesäften, in Mixgetränken mit Joghurt oder Kefir. Grundsätzlich können Sie jedes Mixgetränk mit Nussmus anreichern. Nussmus gibt es in Naturkostgeschäften und in Reformhäusern zu kaufen. Achten Sie darauf, dass im Glas nur 100 % Nuss ist und sonst nichts.

Bananen sind ideal, um den Nährstoffgehalt von Mixgetränken zu steigern – auch in Kombination mit Nussmus. Besonders reife Bananen liefern schnell verfügbare Energie, da ein Großteil ihrer Stärke bereits in vom Körper rasch aufnehmbarer Glukose vorliegt. Dazu sind Bananen reich an Kalium sowie Magnesium und haben bei Durchfall eine verdauungsregulierende Wirkung.

Greifen Sie bei empfindlicher Mundschleimhaut zu Säften aus natürlich süßen Früchten wie Aprikosen (Marillen) oder Mangos und säurefreien Gemüsesäften aus Karotten oder Roten Rüben.

Wenn Sie eine Laktoseintoleranz haben, können Sie in allen Rezepten Joghurt aus Kuhmilch durch Sojajoghurt ersetzen. So kommen Sie trotzdem in den Genuss der Milchsäurebakterien und profitieren dazu von den schützenden sekundären Pflanzenstoffen der Sojabohne.

Apfel-Ingwer-Limonade
Für 2 Gläser

300 ml naturtrüber Apfelsaft
1 TL frischer Ingwer, gerieben
1/2 EL Honig
1 EL Zitronensaft
150 ml Mineralwasser (ohne Kohlensäure)
2 Zitronenscheiben

Apfelsaft, Ingwer und Honig vermischen.
1 Stunde kalt stellen. Die Ingwerraspeln
abseihen. Apfelsaft mit Zitronensaft und
Mineralwasser vermischen. Drink mit Zitronenscheiben servieren.

Empfehlenswert bei Appetitlosigkeit, Durchfall, Kalium- und Magnesiumbedarf

Variante: Bei empfindlicher Mundschleimhaut den Zitronensaft und die Zitronenscheibe weglassen.

Preiselbeer-Joghurt-Mix
Für 2 Gläser

125 g Joghurt
1 – 2 EL Preiselbeer-Sirup
(oder Cranberry-Sirup)
250 ml Mineralwasser (ohne Kohlensäure)

Joghurt, Preiselbeer-Sirup und Mineralwasser mit dem Handmixer oder dem Schneebesen schaumig rühren.

Empfehlenswert bei Appetitlosigkeit,
Durchfall

Nahrhaft mit Banane
Mit dem Mixstab den Drink mit einer reifen
Banane vermischen.

Mango-Bananen-Joghurt-Drink

Für 2 Gläser

100 ml Mangosaft
100 g Joghurt
100 ml Mineralwasser (ohne Kohlensäure)
1/2 Banane

Alle Zutaten im Mixer fein pürieren.
Den Drink eventuell durch ein Sieb gießen.

Empfehlenswert bei Appetitlosigkeit, Mundschleimhautentzündung, Schluckstörungen,
Kalium- und Magnesiumbedarf

Kälte wirkt lindernd
Den Drink über Eiswürfel gießen.

Mit süßen Säften zubereiten
Mixen Sie diesen angenehmen Drink auch
mit wenig säuerlichen, süßen naturreinen
Bio-Säften aus der Flasche, z.B. Aprikosen–,
Pfirsich–, Birnen– oder Kirschsaft.

Erdbeer-Joghurt-Mix mit Mandelmus

Für 1 Portion

200 g Joghurt
100 g reife Erdbeeren, Stücke
1/2 TL Honig
1 – 2 TL Mandelmus

Joghurt, Erdbeeren, Honig und Mandelmus
im Mixer fein pürieren.

Empfehlenswert bei Appetitlosigkeit, Mundschleimhautentzündung, Schluckstörungen

Bei Laktoseintoleranz
Sojajoghurt statt Kuhmilchjoghurt verwenden.

Tiefgekühlte Beeren
Wenn Erdbeeren keine Saison haben, den
Drink mit vitaminreichen, tiefgekühlten
Beeren zubereiten.

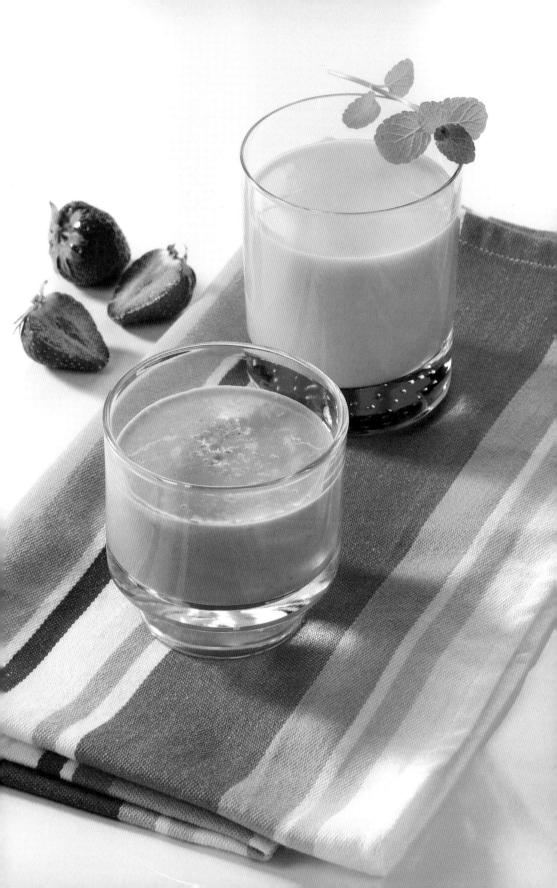

Melonen-Bananen-Pfirsich-Drink

Für 2 Gläser

200 g Honigmelone, kleine Stücke
1 Banane
200 ml Pfirsichsaft
100 ml Mineralwasser (ohne Kohlensäure)

Alle Zutaten mit dem Mixer fein pürieren.

Empfehlenswert bei Appetitlosigkeit, Mundschleimhautentzündung, Schluckstörungen, Kalium- und Magnesiumbedarf

Bananen-Sojamilch

Zutaten für 2 Gläser

1 Banane
400 ml ungesüßter Sojadrink
1 Prise Zimt

Banane in Stücke schneiden. Bananenstücke, Sojamilch und 1 Prise Zimt mit dem Mixstab pürieren.

Empfehlenswert bei Appetitlosigkeit, Mundschleimhautentzündung, Schluckstörungen, Kalium- und Magnesiumbedarf, Laktoseintoleranz

Gehaltvoller Karottendrink

Für 1 Glas

1 EL Hirseflocken
200 ml Karottensaft
1 TL Mandelmus
1/2 TL Honig

Hirseflocken mit 50 ml kaltem Wasser übergießen und etwas aufquellen lassen.

Hirseflocken, Karottensaft, Mandelmus und 1/2 TL Honig mit dem Mixer fein pürieren. Den Drink eventuell durch ein Sieb streichen.

Empfehlenswert bei Schluckstörungen, Appetitlosigkeit, Mundschleimhautentzündung, Kalium- und Magnesiumbedarf, Laktoseintoleranz

Rote-Rüben-Karottendrink mit Haferflocken

Für 1 Glas

2 TL feine Haferflocken
1 Prise zerstoßene Fenchelsamen
1 kleines Stück Bio-Zitronenschale
100 ml Wasser
100 ml Karottensaft
100 ml Rote Rübensaft

Haferflocken mit Fenchel, Zitronenschale und Wasser zum Kochen bringen, 2 Minuten leicht köcheln und abkühlen lassen.

Mit dem Mixstab Karotten, Rote Rüben und Haferflocken fein pürieren (Eventuell durch ein Sieb streichen).

Empfehlenswert bei Schluckstörungen, Appetitlosigkeit, Mundschleimhautentzündung, Kalium- und Magnesiumbedarf, Laktoseintoleranz

Ingwer-Fenchel-Anis-Tee

Für 4 Gläser

1 l Wasser
20 g Ingwer, dünne Scheiben
1 TL zerstoßene Fenchelsamen
1/2 TL Anissamen
1 EL Honig

Wasser zum Kochen bringen. Ingwer, Fenchel und Anis dazugeben, einen Moment abkochen. Tee vom Herd nehmen und 5 Minuten zugedeckt ziehen lassen.

Tee durch ein Sieb gießen und den Honig untermischen.

Schmeckt warm und gekühlt.

Empfehlenswert bei Appetitlosigkeit, Durchfall, Laktoseintoleranz

Snacks

NAHRHAFTE BISSCHEN

Häufig einen kleinen Happen essen, ist die Devise, damit auch bei kleinerem Appetit genügend Kalorien verspeist werden.

Cremige Aufstriche sind angenehm zu essen und leicht zu schlucken, können gut vorbereitet werden und sind dann jederzeit verfügbar. Sie schmecken auf dünn geschnittenem, weichem Brot ohne Rinde und werden auch einmal löffelweise pur verspeist. Besonders die Kartoffelaufstriche sind dafür geeignet.

Wenn vorübergehend nichts Festes gegessen werden kann, werden die Aufstriche auch als aromareiche Kalorienlieferanten zu gut schluckbaren Pürees aus Gemüse oder Kartoffeln serviert.

Garnieren Sie die kleinen Happen immer mit etwas Frischem, Farbenfrohem. Frische Kräuter, feine Streifen von rohem Gemüse oder Zitronenscheibchen wecken allein durch ihren Anblick und Duft den Appetit und müssen, wenn sie im Moment nicht bekömmlich sind, nicht gegessen werden.

Auch bei den Aufstrichen können Sie den Fettgehalt ganz Ihren momentanen Bedürfnissen anpassen. Verwenden Sie dafür Sahnequark (Topfen) mit 40 % Fett und ersetzen Sie Joghurt durch Sauerrahm, wenn Sie nur kleine Portionen essen können. Bereichern Sie die Aufstriche auch mit Crème fraîche oder Nussmus.

Wer gerne Süßes isst, lässt sich zwischendurch mit einem weichen Bratapfel verwöhnen, dazu schmeckt die pikante Käsecreme oder der hausgemachte Joghurt-Frischkäse. Auch Hüttenkäse in Kombination mit gut verträglichen Früchten wie Honigmelone bringt Abwechslung auf den Speiseplan.

Brokkoli-Parmesan-Aufstrich
Für 2 Portionen

200 g Brokkoli, kleine Röschen
80 g Topfen (Quark)
1 EL Joghurt
2 EL Parmesan, frisch gerieben
1/2 TL fein geriebene Bio-Zitronenschale
1 EL Basilikum, fein geschnitten
1 EL Schnittlauch, fein geschnitten
Salz
Pfeffer

Brokkoli zugedeckt in einem Siebeinsatz über Wasserdampf in 8 Minuten bissfest garen. Brokkoli fein hacken.

Topfen, Joghurt, Parmesan und Zitronenschale gut verrühren. Käsecreme mit Brokkoli, Basilikum und Schnittlauch vermischen. Den Aufstrich mit Salz und Pfeffer abschmecken.

Empfehlenswert bei Appetitlosigkeit, Schluckstörungen, Kalium- und Magnesiumbedarf

Karotten-Salsa
Für 2 Portionen

1 kleine Karotte, fein geraspelt
1/2 EL Zitronensaft
1/2 TL frischer Ingwer, fein gehackt
1 EL Petersilie, fein gehackt
Salz

Karotten, Zitronensaft, Ingwer und Petersilie vermischen. Salsa mit Salz abschmecken.

Empfehlenswert bei Appetitlosigkeit, Schluckstörungen, Kalium- und Magnesiumbedarf

Brötchen mit frischer Farbe
Besonders appetitlich sind Aufstrichbrötchen, wenn sie mit etwas mundwässernd Frischem garniert werden. Darum Aufstrichbrötchen mit einem Klacks Karotten-Salsa garnieren.

Wenn Sie das Gemüse lieber schonend gegart essen wollen: Karottenscheiben über Wasserdampf garen, in feine Streifen schneiden, mit Zitronensaft und den Gewürzen vermischen.

Karotten-Kartoffel-Creme mit Rucola

Für 4 Portionen

200 g mehlige Kartoffeln
1 kleine Karotte
100 ml Gemüsebrühe (Gemüsesuppe)
Muskat
3 EL Sauerrahm
1 Frühlingszwiebel
1/2 Bund Rucola
1/4 TL fein gehackte Bio-Zitronenschale
Salz
Muskat

Kartoffeln in der Schale weich dämpfen, abziehen und durch die Kartoffelpresse drücken.

Karotte in Scheiben schneiden, mit der Gemüsebrühe und einer Prise Muskat zum Kochen bringen und zugedeckt weich köcheln. Karotten abgießen, abtropfen lassen, mit der Gabel fein zerdrücken.

Kartoffeln, Karotten und Sauerrahm zu einer glatten Creme rühren.

Jungzwiebel putzen, längs halbieren und fein scheiden. Rucola in feine Streifen schneiden.

Karotten-Kartoffel-Creme mit Jungzwiebeln und Rucola verrühren. Den Aufstrich mit Salz und Pfeffer abschmecken.

Empfehlenswert bei Appetitlosigkeit, Schluckstörungen, Kalium- und Magnesiumbedarf

Kartoffel-Frischkäse-Creme mit Kräutern

Für 4 Portionen

250 g mehlige Kartoffeln
80 g Frischkäse
3 EL Joghurt
1/2 Bund Schnittlauch, fein geschnitten
1/2 Bund Kräuter
(Basilikum, Petersilie, Dill), fein gehackt
Salz
Pfeffer

Kartoffeln in der Schale weich dämpfen, abziehen und durch die Kartoffelpresse drücken.

Frischkäse und Joghurt glatt rühren, mit den Kartoffeln vermischen.

Karotten-Frischkäse-Creme mit Schnittlauch und Kräutern verrühren. Den Aufstrich mit Salz und Pfeffer abschmecken.

Empfehlenswert bei Appetitlosigkeit, Schluckstörungen, Kalium- und Magnesiumbedarf

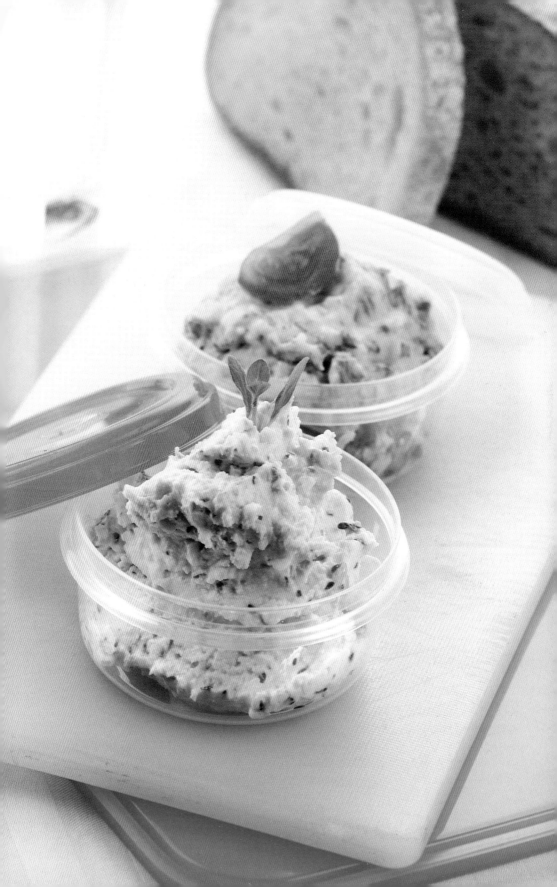

Hausgemachter Joghurt-Frischkäse

Für ca. 250 g Frischkäse

600 g Joghurt (3,5 % Fett)

Ein Sieb über eine Schüssel hängen, mit einem Küchentuch auslegen. Joghurt ins Sieb gießen und zugedeckt im Kühlschrank ca. 6 Stunden abtropfen lassen.

Empfehlenswert bei Appetitlosigkeit, Schluckstörungen, Durchfall

Frisch-Käse mit feinen Gewürzen
Je nach Appetit den Joghurt-Frischkäse mit fein zerstoßenem Kümmel, Fenchel und / oder Anis und Ingwer vermischen. Schmeckt gut zu in der Schale gedämpften Kartoffeln.

Pesto-Frischkäse

Für 2 Portionen

2 EL Pinienkerne
1/2 Bund Basilikum, fein geschnitten
2 EL Olivenöl
1 Rezept hausgemachter Joghurt-Frischkäse (oder 250 g Topfen)
Salz
Pfeffer

Pinienkerne, Basilikum und Olivenöl und 1 Prise Salz mit dem Cutter oder im Mörser zu einem glatten Pesto verarbeiten. Pesto mit dem Joghurt-Frischkäse verrühren.

Empfehlenswert bei Appetitlosigkeit, Schluckstörungen

Pikant und herzhaft
Wenn Sie es vertragen, auch fein geschnittenen Knoblauch mit dem Pesto-Aufstrich vermischen.

Appetitlich anrichten
Pesto-Frischkäse mit dem Dressiersack in Mürbteigförmchen spritzen, mit Basilikumblättchen und Erdbeerspalten garnieren.

Zucchini-Salsa

Für 2 Portionen

100 g Zucchini, grob geraspelt
1 TL Zitronensaft
1/2 TL fein geriebene Bio-Zitronenschale
1/2 TL frische Minze, fein geschnitten
Salz
Pfeffer

Zucchini, Zitronensaft, Zitronenschale und Minze vermischen. Mit Salz und Pfeffer abschmecken.

Empfehlenswert bei Appetitlosigkeit, Schluckstörungen, Kalium- und Magnesiumbedarf

Macht Brötchen saftig
Ein Klacks Zucchini-Salsa macht Aufstrich-Brötchen saftig. Wenn Sie kein rohes Gemüse vertragen, Zucchinischeiben zugedeckt über Wasserdampf garen, in feine Streifen schneiden, mit Zitronensaft und Gewürzen vermischen und abkühlen lassen.

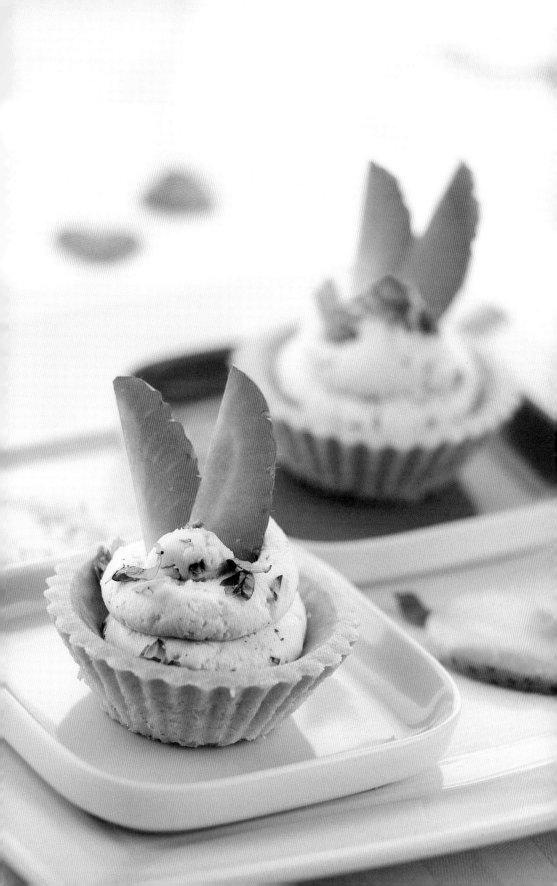

Hüttenkäse-Snack
mit Honigmelone
Für 1 Portion

150 g Hüttenkäse
100 g Honigmelone, kleine Stücke

Hüttenkäse anrichten. Honigmelone darauf verteilen.

Empfehlenswert bei Appetitlosigkeit, Schluckstörungen, Kalium- und Magnesiumbedarf

Dazu gedünstete Früchte
Wenn Sie kurz gedünstetes Obst besser vertragen, zum Hüttenkäse Apfel-, Pfirsich- und Aprikosenspalten leicht dünsten, in feine Streifen schneiden und auf dem Hüttenkäse anrichten.

Bratapfel
mit würziger Käsecreme
Zutaten für 2 Portionen

2 große, saftige Äpfel

Käsecreme
60 g Parmesan, frisch gerieben
100 g Topfen (Quark)
2 EL Joghurt (oder Sauerrahm)
1 Prise gemahlener Fenchel
Salz

Backofen auf 180 ° C vorheizen.

Die Kerngehäuse der Äpfel ausstechen. Äpfel nebeneinander in eine kleine Form setzen und im vorgeheizten Ofen ca. 20 Minuten braten.

Für die Käsecreme den Parmesan mit Topfen und Joghurt glattrühren. Die Creme mit Fenchel und Salz abschmecken.

Käsecreme zu den Bratäpfeln reichen.

Empfehlenswert bei Appetitlosigkeit, Schluckstörungen, Durchfall, Kalium- und Magnesiumbedarf

Schmeckt auch mit Birne
Diese würzige Creme passt auch zu Birnen, roh oder gedünstet und schmeckt selbstverständlich auch als Brotaufstrich oder zu Ofenkartoffeln.

Lieber süß
Zum Bratapfel passt auch hervorragend eine süße Creme aus 200 g Topfen, 100 g Sauerrahm und Honig.

Steinpilz-Räuchertofu-Aufstrich
Für 8 Brötchen

15 g getrocknete Steinpilze
200 g Räuchertofu, kleine Stücke
1/2 EL Rapsöl
1 EL Essiggurke, gehackt
1 gute Prise Muskat, Salz
50 ml Sojacreme
1 TL gehackte Bio-Zitronenschale
2 TL Dijon-Senf
Pfeffer

Die Steinpilze 1 Stunde in 250 ml heißem Wasser einweichen. Steinpilze abgießen, abtropfen lassen und klein schneiden. Das Einweichwasser auffangen und durch ein feines Sieb gießen.

Rapsöl in einer kleinen, beschichteten Pfanne erhitzen. Steinpilze dazugeben, leicht salzen, mit Muskat würzen und unter Rühren kurz anbraten. 6 EL Einweichwasser untermischen, leicht köcheln, bis die Flüssigkeit verdampft ist.

Räuchertofu, die Pilzmischung, Essiggurke, Sojacreme, Zitronenschale und Dijon-Senf mit dem Cutter oder dem Mixstab zu einem glatten Aufstrich verarbeiten. Aufstrich mit Salz und Pfeffer abschmecken.

Empfehlenswert bei Appetitlosigkeit, Schluckbeschwerden, Laktoseintoleranz

Individuelle Essbedürfnisse
Wenn Sie Zwiebeln gut weich gegart vertragen: Zuerst 2 EL Zwiebeln im Öl weich dünsten, dann die Steinpilze dazugeben.

Mandel-Räuchertofu-Creme
Für 6 – 8 Brötchen

200 g Räuchertofu, kleine Würfel
2 EL Olivenöl
2 EL Mandelmus
1 EL Senf
1/2 TL weißer Balsamico-Essig
Salz
Muskat
1 TL Ingwer, fein gehackt
1 EL Kapern, fein gehackt
Pfeffer

Im Cutter Räuchertofu, Olivenöl, Mandelmus, Dijon-Senf, Balsamico-Essig, Ingwer und Kapern zu einer glatten Creme verarbeiten. Den Aufstrich mit Salz, Pfeffer und Muskat abschmecken.

Empfehlenswert bei Appetitlosigkeit, Schluckbeschwerden, Laktoseintoleranz

Nusscreme mit Kresse
Für 2 Portionen

3 EL Joghurt
1 EL Nussmus (Mandel-, Haselnuss-,
Cashewmus)
150 g Magertopfen (Quark)
2 TL Senf
1/2 TL abgeriebene Bio-Zitronenschale
3 EL fein gehackte Kräuter (Petersilie,
Oregano, Dill, Basilikum)
Salz
Pfeffer
1/2 Gurke, Scheiben

Garnitur
Schwarze Oliven
1 Kästchen Kresse

Mit dem Schneebesen Joghurt, Nussmus, Senf und Zitronenschale glatt rühren, Topfen und Kräuter untermischen.

Aufstrich mit Salz und Pfeffer abschmecken.

Gurke in Scheiben schneiden. Den Aufstrich mit dem Dressiersack auf die Gurkenscheiben spritzen. Gurkenhappen mit Oliven garnieren, mit Kresse bestreuen.

Empfehlenswert bei Appetitlosigkeit, Schluckbeschwerden

Schonend gedünstet bevorzugt
Statt auf Gurkenscheiben, die Creme auf kurz gedämpften Zucchinischeiben anrichten.

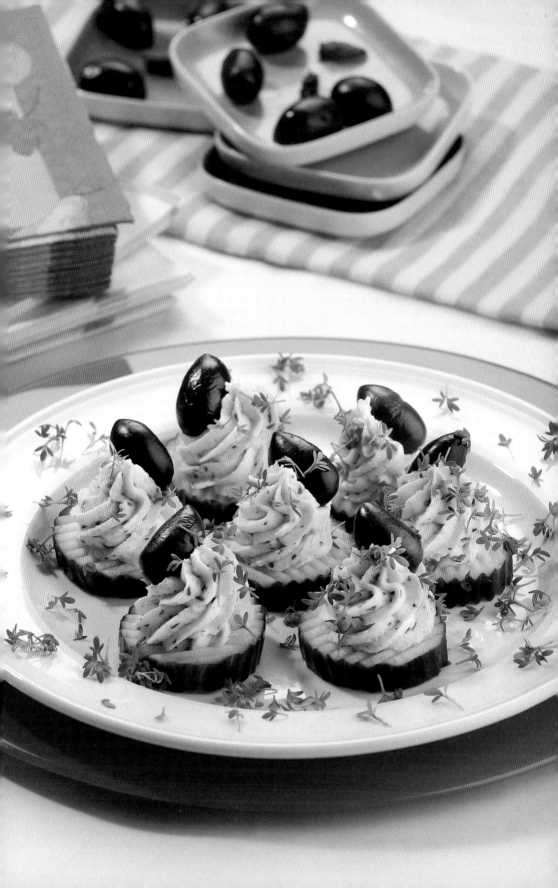

Salate

FRISCHE IST GEFRAGT

Erfahrungsgemäß besteht während der Therapie ein ausgeprägtes Verlangen nach frischem Gemüse. Die leuchtenden Farben und das feine Aroma wecken den Appetit. Rohes Gemüse ist aber kurz nach einer Darmoperation häufig nicht bekömmlich. Trotzdem muss auf den Gemüsegenuss nicht verzichtet werden. Denn werden Brokkoli, Karotten oder Zucchini schonend zubereitet, bleiben sie nicht nur optisch attraktiv, sondern auch der größte Teil ihrer Vitamine und sekundären Pflanzenstoffe werden erhalten.

Spargel, Fenchel, Karotten oder Rote Rüben werden kurz gegart, mariniert und dann mit einem gehaltvollen Dressing angerichtet. In diesem Kapitel finden Sie verschiedene Rezepte für cremige Dressings, die ganz im Sinne eines Baukastensystems zu den verschiedenen Gemüsen passen. Appetitanregend und besonders vitaminreich werden die Dressings durch viele frische Kräuter.

Auch diese marinierten Gemüse gehören zu den praktischen Gerichten, die sich gut im Voraus zubereiten lassen. Ganz nach Appetit können Sie grob geriebenen Käse, Tofuwürfel oder fein gehackte Nüsse über den Salat streuen und mit Kartoffeln aus der Folie wird ein schnelles Hauptgericht daraus.

Die Cremedressings schmecken auch zu fein geraspelter Rohkost oder Blattsalaten. Hören Sie auf Ihren Körper, er wird Ihnen signalisieren, wenn er wieder Appetit darauf hat.

Karottensalat mit Joghurt-Dressing

Für 4 Portionen

100 ml Wasser
Salz
1/4 TL Fenchelsamen
1 Stück Bio-Zitronenschale
600 g Karotten, dünne Scheiben
200 g Joghurt
2 TL Zitronensaft
1 TL frische Minze, fein gehackt
Salz
Pfeffer

Wasser mit Salz, Fenchel und Zitronenschale zum Kochen bringen. Die Karotten darin weich mit leichtem Biss dünsten. Wenn notwendig noch wenig Wasser angießen. Wenn die Karotten weich sind, soll im Topf nur noch minimal Garflüssigkeit sein. Karotten etwas abkühlen lassen.

Joghurt, Zitronensaft und Minze glatt rühren, mit den Karotten vermischen und etwas durchziehen lassen. Salat mit Salz und Pfeffer abschmecken.

Empfehlenswert bei Appetitlosigkeit, Durchfall, Kalium- und Magnesiumbedarf

Tofu-Kräuter-Dressing

Für 4 Portionen

150 g Tofu, kleine Stücke
1 EL Apfelessig
2 EL Zitronensaft
1/2 TL abgeriebene Bio-Zitronenschale
1/2 TL Salz
Pfeffer
1 EL Senf
1 – 2 TL Honig
100 ml kaltes Wasser

1 Bund Petersilie, grob gehackt
3 Zweigchen Dille, grob gehackt

Tofu, Apfelessig, Zitronensaft, Zitronenschale, Salz, Pfeffer, Senf, Honig und kaltes Wasser in den Mixer geben und auf höchster Stufe zu einem cremigen Dressing mixen. Petersilie und Basilikum dazugeben und alles zu einem glatten Dressing pürieren.

Empfehlenswert bei Appetitlosigkeit, Laktoseintoleranz, Schluckstörungen

Vielseitiges Dressing
Das Tofu-Kräuter-Dressing schmeckt zu allen marinierten Gemüsesalaten, verträgt sich gut mit Reis und passt auch vorzüglich zu Blattsalat und Rohkost.

Rote-Rüben-Salat
Für 4 Portionen

500 g junge Rote Rüben
1 – 2 EL Zitronensaft
1 TL Olivenöl
4 EL Gemüsebrühe (Gemüsesuppe)
Salz
Pfeffer

Rote Rüben gut weich kochen, je nach Größe dauert das 15 – 30 Minuten. Mit kaltem Wasser abschrecken, schälen, und in sehr dünne Scheiben oder feine Stifte schneiden.

Mit dem Schneebesen Zitronensaft, Olivenöl und Gemüsebrühe verrühren, die Roten Rüben damit vermischen und 30 Minuten durchziehen lassen.

Salat portionsweise mit Kräuter-Kartoffel-Dressing (rechts) oder mit Avocado-Dressing (S. 66) anrichten und servieren.

Empfehlenswert bei Kalium- und Magnesiumbedarf

Marinierter Spargel
Für 2 Portionen

400 g grüner Spargel, Salz
1 – 2 EL Zitronensaft, Salz

Spargel in kochendem Salzwasser weich mit leichtem Biss garen.

300 ml Spargelsud, Zitronensaft, Salz und Pfeffer verrühren. Den heißen Spargel mit der Marinade übergießen und darin abkühlen lassen.

Spargel aus der Marinade nehmen, abtropfen lassen und mit dem Kräuter-Kartoffel-Dressing anrichten.

Empfehlenswert bei Appetitlosigkeit, Durchfall, Kalium- und Magnesiumbedarf

Kräuter-Kartoffel-Dressing
Für 4 Portionen

1 gekochte, mehlige Kartoffel (ca. 150 g)
100 g Joghurt
1/2 EL Zitronensaft (oder Apfelessig)
Salz
1 kleiner Bund Petersilie, gehackt

Kartoffel fein reiben.

Kartoffel mit Joghurt, Zitronensaft und Petersilie vermischen. Das Dressing mit Salz abschmecken.

Empfehlenswert bei Appetitlosigkeit, Durchfall, Kalium- und Magnesiumbedarf

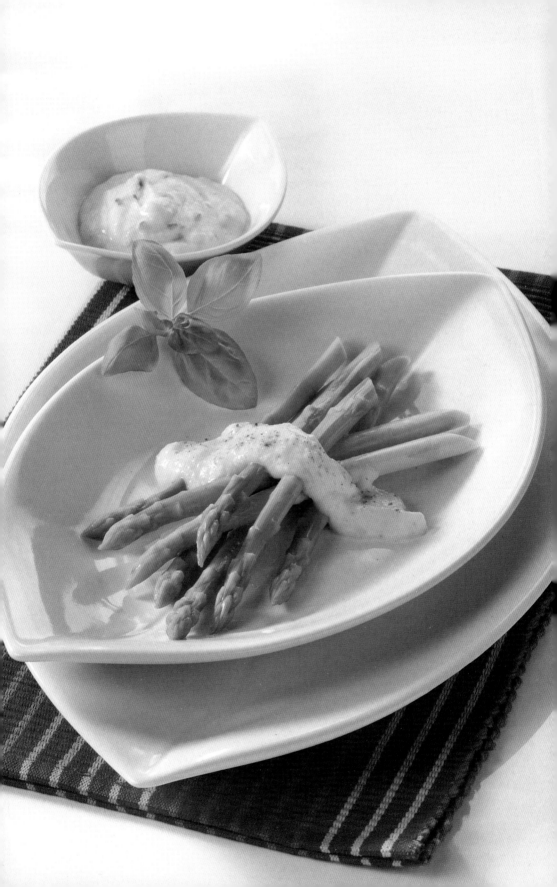

Marinierter Fenchel
Für 4 Portionen

400 ml Gemüsebrühe
1 Stück Bio-Zitronenschale
Muskat
1 TL Olivenöl
4 Fenchelknollen (ca. 700 g),
kleine Spalten
1 – 2 EL Zitronensaft
Salz
Pfeffer

Gemüsebrühe mit Zitronenschale, Muskat und Olivenöl zum Kochen bringen. Den Fenchel dazugeben und zugedeckt in ca. 12 Minuten weich mit Biss kochen.

Fenchel aus dem Topf heben und die Garflüssigkeit auf ca. 100 ml einkochen.

Fenchel mit der heißen Garflüssigkeit und Zitronensaft vermischen und darin abkühlen lassen.

Marinierten Fenchel mit Zitronensaft, Salz und Pfeffer abschmecken.

Fenchel aus der Marinade heben und mit dem Pesto-Dressing oder Avocado-Dressing (rechts) portionsweise anrichten.

Empfehlenswert bei Appetitlosigkeit, Schluckstörungen, Kalium- und Magnesiumbedarf

Pesto-Dressing
Für 4 Portionen

1 Bund Basilikum, fein geschnitten
2 EL Pinienkerne (oder Mandelmus)
1 TL abgeriebene Bio-Zitronenschale
2 TL Zitronensaft
150 g Joghurt, Salz, Pfeffer

Basilikum, Pinienkerne, Zitronenschale, Zitronensaft und Joghurt mit dem Mixstab oder im Mixglas zu einem glatten Dressing verarbeiten.

Varianten
Fein gehackten Knoblauch und / oder 1 EL Zitronensaft untermischen.

Avocado-Dressing
Für 2 Portionen

1 reife, weiche Avocado, Stücke
5 EL Joghurt
1/2 TL abgeriebene Bio-Zitronenschale
2 TL frische Kräuter, fein gehackt
(Schnittlauch, Petersilie, Oregano,
Basilikum, Minze)
Salz, Pfeffer

Mit dem Mixstab Avocado, Joghurt, Zitronenschale und Kräuter zu einem cremigen Dressing pürieren. Mit Salz und Pfeffer abschmecken.

Varianten
1 – 2 TL Zitronensaft in das Dressing rühren, das regt den Appetit an. Bei Laktoseintoleranz Sojajoghurt verwenden.

Empfehlenswert bei Appetitlosigkeit, Schluckstörungen, Kalium- und Magnesiummangel

Nudelsalat mit Zucchini, Spinat und rosa Kräuterdressing

Für 4 Portionen

300 g Spiral-Nudeln
300 g Zucchini, 1 cm dünne Längsscheiben
150 g Spinat

Kräuter-Dressing
100 g Sauerrahm, 100 g Joghurt
2 TL Zitronensaft
2 EL passierte Tomaten (Tetra Pak)
4 EL Kräuter, fein gehackt
(Petersilie, Minze, Oregano, Dill, Basilikum)
Salz

Spiralen in Salzwasser bissfest kochen, abgießen, kalt abschrecken, abtropfen lassen.

Ofen auf 200 ° C (Umluft 180 ° C) vorheizen. Backblech mit Backpapier belegen, Zucchini nebeneinander auflegen, 5 Minuten garen, umdrehen, weitere 5 – 6 Minuten garen. Abgekühlt in dünne Streifen schneiden.

Tropfnassen Spinat in einen Topf geben, zugedeckt bei guter Hitze in 2 Minuten zusammenfallen lassen. In einem Sieb abtropfen lassen, leicht ausdrücken und hacken.

Für das Dressing die Zutaten glatt rühren. Kräuter untermischen und mit Salz und Pfeffer abschmecken.

Nudeln mit Zucchini, Spinat und Kräuterdressing vermischen.

Empfehlenswert bei Appetitlosigkeit, Schluckstörungen, Kalium- und Magnesiumbedarf

Reissalat mit Apfel

Für 2 Portionen

500 ml Wasser
1/2 TL Ingwer, fein gehackt
1/2 TL Fenchelsamen
1/4 TL Anis
1 Stück Bio-Zitronenschale
Salz
60 g weißer Rundkornreis
2 kleine saftige Äpfel, grob gerieben
1 – 2 TL Zitronensaft
200 g Joghurt

Wasser mit Ingwer, Fenchel, Anis, Zitronenschale und Salz zum Kochen bringen. Den Reis darin gut weich kochen. Reis abgießen.

Äpfel mit Zitronensaft und Joghurt vermischen, den Reis untermischen. Salat mit Salz und Pfeffer abschmecken.

Empfehlenswert bei Appetitlosigkeit, Schluckstörungen, Durchfall

Varianten
Bei Verstopfung den Salat mit Naturreis zubereiten und auch ein paar halbierte Trauben untermischen.

Marinierte Zucchini
Für 2 Portionen

400 g Zucchini, 1 cm dicke Scheiben
Salz
1 – 2 EL Zitronensaft
3 EL Olivenöl
1/2 Bund Basilikum, fein gehackt
1/2 TL Oregano, fein gehackt
1 TL Minze, fein gehackt
1 EL Kapern, fein gehackt
1/2 TL Bio-Zitronenschale, fein gehackt
60 g Parmesan, große Späne

Ofen auf 200 ° C (Umluft 180 ° C) vorheizen. Ein Backblech mit Backpapier belegen und die Zucchini nebeneinander darauf legen.

Zucchini im vorgeheizten Ofen 5 Minuten garen, umdrehen und noch weitere 5 – 6 Minuten garen.

Mit dem Schneebesen Zitronensaft und Öl vermischen. Basilikum, Oregano, Minze, Kapern und Zitronenschale unterrühren. Marinade mit Salz und Pfeffer abschmecken.

Die heißen Zucchini mit der Marinade vermischen und abkühlen lassen.

Empfehlenswert bei Appetitlosigkeit, Kalium- und Magnesiumbedarf

Salat als Hauptgericht
Marinierte Zucchini mit Parmesan-Spänen oder Räuchertofu-Würfeln anrichten.

Gemüsesalat mit cremiger Marinade
Für 4 Portionen

Salat
600 ml Gemüsebrühe (Gemüsesuppe)
150 g Selleriewurzel, 150 g Karotten,
150 g Kartoffeln, sehr kleine Würfel
Muskat, Liebstöckel, 1 Lorbeerblatt
1/2 TL abgeriebene Bio-Zitronenschale
1/2 TL frischer Ingwer, fein gehackt
1 Frühlingszwiebel, feine Ringe

Marinade
1 EL Senf, 1 EL Zitronensaft, 2 EL Olivenöl
250 g Joghurt, Salz, Pfeffer

Gemüsebrühe zum Kochen bringen. Alle Zutaten dazugeben. Zugedeckt ca. 6 Minuten köcheln. Die Gemüse sollen weich sein, aber nicht zerfallen. In ein Sieb abgießen. Die Suppe auffangen und als Vorspeise servieren. Gemüse etwas abkühlen lassen.

Senf, Zitronensaft und Olivenöl mit dem Handmixer glatt rühren. Joghurt nach und nach unterrühren. Mit Salz und Pfeffer abschmecken.

Gemüsewürfel mit der Marinade mischen.

Empfehlenswert bei Appetitlosigkeit, Schluckstörungen, Kalium- und Magnesiumbedarf

Auf einmal – Suppe und Salat
Sehr praktisch, die aromatische Garflüssigkeit wird als Suppe serviert, mit Kräutern und / oder Nudeln. Schmeckt auch kalt.

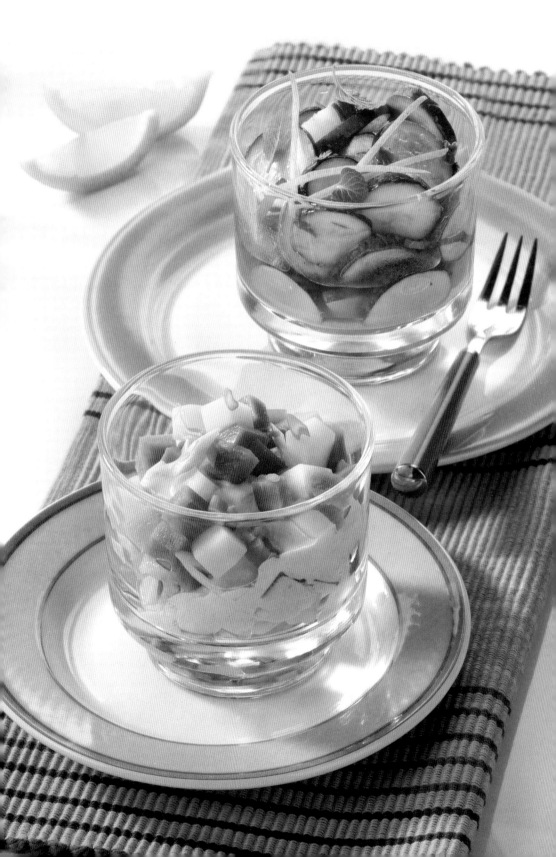

Couscous-Salat
Für 4 Portionen

250 ml Wasser
Salz
2 EL Olivenöl
200 g Couscous
2 – 3 EL Zitronensaft
1 TL Bio-Zitronenschale, fein gehackt
2 kleine Tomaten, abgezogen, kleine Würfel
100 g Gurke, sehr kleine Würfel
100 g Karotten, grob gerieben
1 Bund Petersilie, fein gehackt
1 Bund Schnittlauch, fein geschnitten
3 Zweigchen Minze, fein gehackt

In einem kleinen Topf das Wasser mit Salz und 1 TL Olivenöl zum Kochen bringen. Couscous untermischen, vom Herd nehmen und zugedeckt 5 Minuten quellen lassen. Couscous zurück auf den Herd geben und bei milder Hitze noch ca. 2 Minuten ziehen lassen. Eventuell noch 2 – 3 EL heißes Wasser untermischen.

Couscous in eine Schüssel geben, mit der Gabel auflockern. Couscous mit Zitronensaft, Zitronenschale und dem restlichen Öl vermischen, mit Salz und Pfeffer abschmekken und etwas durchziehen lassen.

Couscous mit Tomaten, Gurke, Karotten, Petersilie, Schnittlauch und Minze vermischen. Couscous-Salat mit Zitronensaft, Salz und Pfeffer abschmecken.

Empfehlenswert bei Appetitlosigkeit, Verstopfung, Kalium- und Magnesiumbedarf

Würz-Variante
1 fein gehackte Knoblauchzehe unter den Salat mischen.

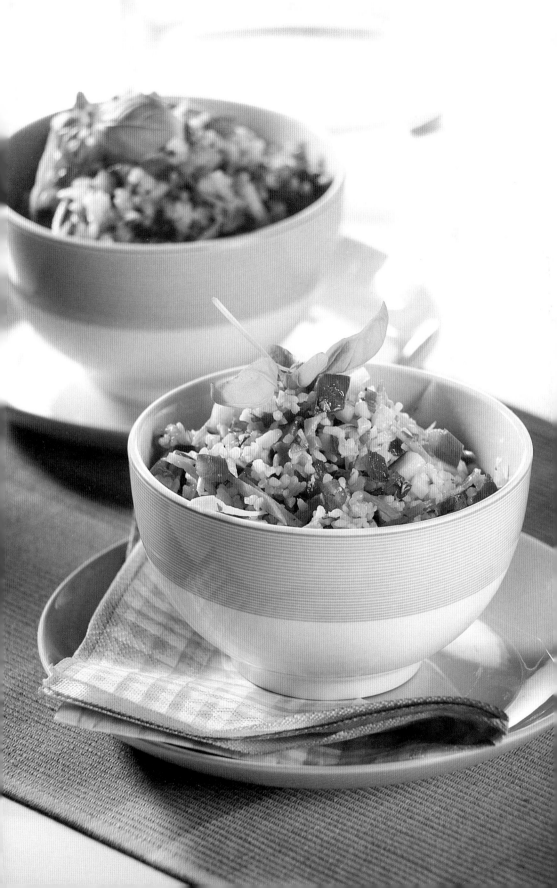

Suppen

ALLROUNDTALENT FÜR JEDEN APPETIT

Suppen sind immer wieder wunderbar und stehen ganz oben auf der Hitliste der bekömmlichen Speisen. Sie sind angenehm zu essen, leicht zu schlucken, nahrhaft, gut verdaulich sowie für den Alltag nicht ganz unwichtig, schnell und einfach gekocht. Suppen schmecken vom frühen Morgen bis in die späte Nacht und bringen mit minimalem Aufwand maximale Abwechslung auf den Speiseplan. Reich an Vitaminen, bioaktiven Pflanzenstoffen und Mineralstoffen sind sie alle, ob klare Gemüsesuppen oder milde Gemüsecremesuppen.

Mit Kartoffeln, Nudeln oder Reis kommen die Energielieferanten in den Suppentopf. Wer mehr Kalorien braucht und / oder wenig essen kann, verfeinert die Suppe großzügig mit Sahne (Obers), Sauerrahm und Crème fraîche. Auch unser bewährtes Nussmus leistet beim „Üppigmachen" gute Dienste. Ein Löffelchen fein geriebener Parmesan und / oder das würzige Petersilienpesto sind auch willkommen, wenn es heißt: mehr Kalorien und noch mehr guter Geschmack.

Bei empfindlicher Mundschleimhaut bringen eisgekühlte Suppen Linderung und bei Übelkeit beruhigt eine klare Trinkbouillon, zart gewürzt mit Ingwer, den Magen.

Überhaupt sollten Sie die Kraft der Kräuter und Gewürze für Ihr Wohlbefinden nutzen. Geben Sie eine Prise fein gemahlenen Fenchel und / oder Anis in die Suppe. Sie schmeicheln dem Magen und besänftigen den Darm. Liebstöckel, Kümmel, Koriander, Thymian, Bohnenkraut und Basilikum verhindern Blähungen. Auch Quendel, Galgant und Bertram, die Gewürze aus der Hildegard-Küche, werden als wohltuend empfunden.

Aromatische Kürbis-Joghurt-Suppe

Zutaten für 4 Portionen

300 ml Gemüsebrühe (Gemüsesuppe)
500 g orangefarbener Kürbis
(Hokaido), kleine Würfel
1/2 TL frischer Ingwer, gehackt
1/2 TL zerstoßene Fenchelsamen
1/4 TL Anis
150 g Joghurt
2 Minzeblättchen, fein geschnitten

Gemüsebrühe zum Kochen bringen. Kürbis, Ingwer, Fenchel und Anis dazugeben. Suppe zum Kochen bringen und zugedeckt ca. 12 Minuten köcheln, bis der Kürbis weich ist.

Suppe vom Herd nehmen. Mit dem Mixstab die Suppe mit dem Joghurt fein pürieren. Suppe mit Minze bestreut servieren.

Die Kürbis-Joghurt-Suppe schmeckt auch gut gekühlt.

Empfehlenswert bei Appetitlosigkeit, Durchfall, Kalium- und Magnesiumbedarf

Beim Aufwärmen beachten
Die Suppe beim Aufwärmen nicht zum Kochen bringen. Sie kann ausflocken.

Schmeckt auch mit Zwiebeln
Wenn es Ihnen bekommt, zuerst 1 kleine Zwiebel in 1 EL Rapsöl ganz weich dünsten, dann mit der Gemüsebrühe aufgießen.

Zucchini-Grießcreme-Suppe

Für 4 Portionen

20 g Butter
2 EL Grieß
1 Bund Petersilie, gehackt
800 ml Gemüsebrühe
1/2 TL Liebstöckel
1 Prise Muskat
1 Prise Anis
400 g Zucchini, kleine Stücke
1/2 TL frischer Ingwer, gehackt
2 EL Crème fraîche
1 kleines Stück Bio-Zitronenschale
Salz, Pfeffer

Butter in einem Topf schmelzen, Grieß hinzufügen und unter Rühren kurz anrösten. Die Hälfte der Petersilie dazugeben, kurz andünsten, mit Gemüsebrühe aufgießen, mit Liebstöckel, Muskat und Anis würzen. Suppe ohne Deckel 10 Minuten leicht kochen.

Zucchini und Zitronenschale dazugeben, 5 Minuten leicht kochen, bis die Zucchini weich sind.

Mit dem Mixstab die Suppe mit der Crème fraîche und der restlichen Petersilie fein pürieren.

Empfehlenswert bei Appetitlosigkeit, Schluckstörungen, Kalium- und Magnesiumbedarf

Bei Laktoseintoleranz
Die Suppe mit Öl zubereiten und Sojacreme zum Verfeinern verwenden.

Kalte Avocado-Kartoffel-Cremesuppe

Für 2 Portionen

600 ml Gemüsesuppe
1 kleine Kartoffel, kleine Stücke
2 Jungzwiebeln, feine Ringe
1 weiche Avocado
1 Stück Bio-Zitronenschale
2 EL Zitronensaft, Muskat, Salz
2 EL Joghurt

Gemüsesuppe zum Kochen bringen. Kartoffeln, Jungzwiebeln und 1 Stück Zitronenschale dazugeben, mit Muskat würzen. Kartoffeln in ca. 12 Minuten weich kochen. Suppe fein pürieren und kalt stellen. Avocado halbieren, Kern entfernen und das Fruchtfleisch mit einem Löffel aus der Schale lösen. Avocado in Stücke schneiden.

Die kalte Suppe mit Avocado und 2 EL Zitronensaft mit dem Mixstab oder im Mixer fein pürieren. Suppe mit Salz abschmecken und mit Joghurt garnieren.

Empfehlenswert bei Appetitlosigkeit, Schluckstörungen, Kalium- und Magnesiumbedarf

Dem Essbedürfnis angepasst:
Zitronensaft bei Mundschleimhautentzündung weglassen.

Mehr Vitamin C
1 Bund Petersilie hacken und mit der Avocado in die kalte Suppe mixen.

Vorbereiten: Die Kartoffelsuppe kann im Kühlschrank warten, die Avocado aber erst kurz vor dem Essen in die Suppe mixen.

Kalte Borschtsch-Suppe mit Joghurt

Für 4 Portionen

0,8 l Gemüsebrühe
1 Stück Bio-Zitronenschale
1/4 TL Fenchelsamen
1/2 TL frischer Ingwer, fein gehackt
1/4 TL gemahlener Koriander
Muskat
300 g Rote Rüben, kleine Stücke
200 g Joghurt

Gemüsebrühe mit Zitronenschale, Fenchel, Ingwer, Koriander und Muskat zum Kochen bringen.

Rote Rüben dazugeben und in ca. 15 Minuten weich kochen.

Suppe abkühlen lassen.

Mit dem Mixstab oder im Mixglas die Suppe mit dem Joghurt fein pürieren. Mit Salz abschmecken.

Die strahlend rosarote Suppe gut gekühlt servieren.

Empfehlenswert bei Appetitlosigkeit, Schluckstörungen, Kalium- und Magnesiumbedarf

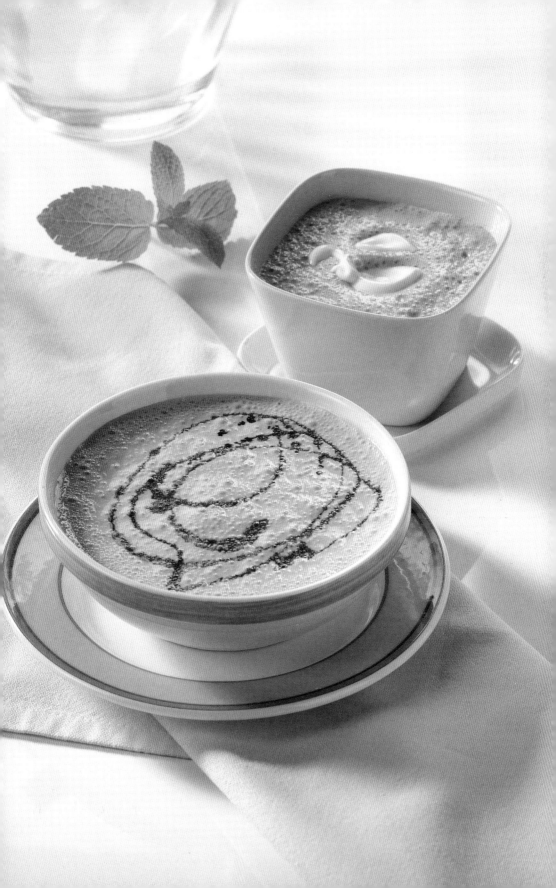

Karotten-Orangensuppe mit Ingwer

Für 4 Portionen

2 EL Öl
1 Zwiebel, fein gehackt
600 ml Gemüsebrühe
Muskat
1 Prise Zimt
1 TL frischer, gehackter Ingwer
300 g Karotten, dünne Scheiben
abgeriebene Schale von 1 1/2 Bio-Orangen
1 Zwiebel, fein gehackt
2 EL Crème fraîche

Das Öl in einem beschichteten Topf erhitzen, Zwiebel darin bei milder Hitze weich dünsten. Mit der Gemüsebrühe aufgießen, mit Muskat, Zimt, Orangenschale und Ingwer würzen.

Die Gemüsebrühe zum Kochen bringen. Karotten zufügen und zugedeckt in 10 Minuten weich köcheln.

Crème fraîche dazugeben. Die Suppe mit dem Mixstab fein pürieren, mit Salz und Pfeffer abschmecken.

Empfehlenswert bei Appetitlosigkeit, Schluckstörungen, Kalium- und Magnesiumbedarf

Mehr Orangenaroma
Wer Appetit darauf hat, würzt die Suppe noch mit dem Saft einer halben Orange oder mit 1 EL Zitronensaft.

Bei Laktoseintoleranz
Sojacreme statt Crème fraîche verwenden.

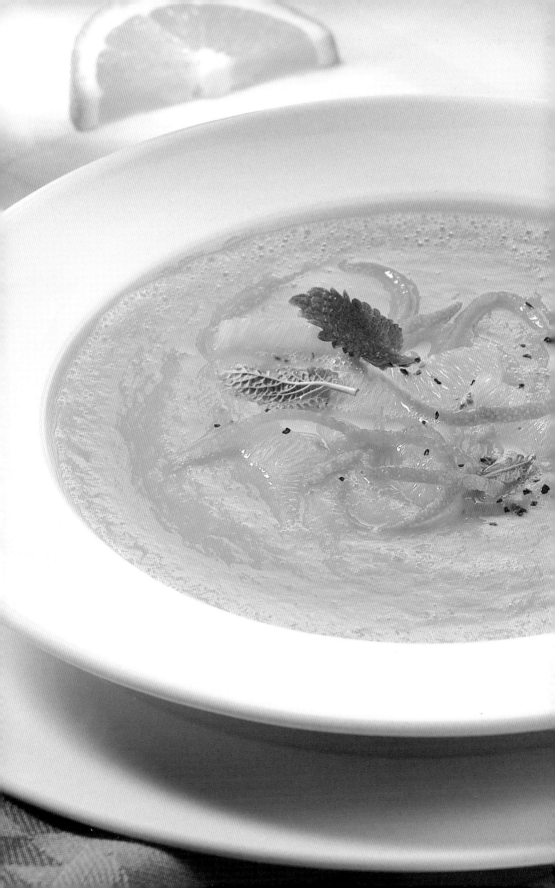

Sellerie-Kartoffelcreme-Suppe

Für 4 Portionen

1 EL Öl
1/2 Zwiebel, fein gehackt
700 ml Gemüsesuppe
200 g Kartoffel, kleine Stücke
200 g Sellerie, kleine Stücke
Muskat
1 Prise Kümmel
1 Stück Bio-Zitronenschale
2 EL Crème fraîche

Öl in einem Topf erhitzen. Zwiebeln darin bei milder Hitze ganz weich dünsten. Mit Gemüsebrühe aufgießen. Zugedeckt 15 Minuten leicht kochen.

Kartoffel, Sellerie, Muskat, Kümmel und Zitronenschale dazugeben. Suppe zugedeckt 12 Minuten leicht kochen. Kartoffeln und Sellerie sollen weich sein, aber nicht zerfallen.

Mit dem Mixstab oder im Mixer die Suppe mit Crème fraîche fein pürieren. Suppe mit Salz und Muskat abschmecken.

Suppe portionsweise mit der Petersiliencreme anrichten.

Empfehlenswert bei Appetitlosigkeit, Schluckstörungen, Kalium- und Magnesiumbedarf

Petersiliencreme

Für 4 Portionen

1 Bund Petersilie, fein gehackt
3 Zweige Dille, fein gehackt
60 g Sauerrahm
1/2 TL abgeriebene Bio-Zitronenschale
Salz
Pfeffer

Im Cutter oder mit dem Mixstab Petersilie, Dille, Zitronenschale und Rahm zu einer glatten Creme verarbeiten. Petersiliencreme mit Salz und Pfeffer abschmecken und zur Suppe servieren.

Empfehlenswert bei Appetitlosigkeit, Schluckstörungen, Kalium- und Magnesiumbedarf

Mehr Vitamine in die Suppe

In Petersilie ist sehr viel Vitamin C. Darum diese aromatische Kräutercreme auch zu anderen Suppen reichen.

Klare aromatische Trinkbrühe

Für 2 Portionen

500 ml Gemüsebrühe
Muskat
1/2 TL Fenchelsamen
1/4 TL Anissamen
1/2 TL frischer, gehackter Ingwer
5 Petersilienstängel
70 g Karotten, fein gerieben
70 g Sellerie, fein geschnitten
1 Frühlingszwiebel, feine Ringe

Gemüsebrühe mit Muskat, Fenchel, Anis und Ingwer zum Kochen bringen und zugedeckt 2 Minuten leicht kochen.

Karotten, Sellerie und Frühlingszwiebel dazugeben. Einen Moment aufkochen. Suppe vom Herd nehmen und durch ein Sieb gießen. Das Gemüse im Sieb leicht ausdrücken.

Empfehlenswert bei Appetitlosigkeit, Übelkeit, Durchfall

Noch mehr Geschmack
1 Stängel frische Minze oder frisches Liebstöckel in die Suppe geben.

Würzige Reis-Karotten-Suppe

Für 3 Portionen

700 ml Gemüsebrühe
50 g weißer Reis
100 g Karotten, 3 mm dünne Scheiben
1/2 TL frischer Ingwer, fein gehackt
Muskat
1 Prise Fenchelsamen
1 EL Petersilie, fein gehackt

Gemüsebrühe mit Reis zum Kochen bringen und 30 Minuten zugedeckt köcheln. Karotten dazugeben. Mit Ingwer, Muskat und Fenchel würzen.

Karotten ca. 10 Minuten sehr weich kochen.

Die Suppe im Mixer oder mit dem Mixstab fein pürieren. Mit Petersilie garnieren.

Empfehlenswert bei Durchfall, Übelkeit, Laktoseintoleranz

Zarte Grießnockerl in Kräuter-Bouillon

Für 4 Portionen

1/8 l Milch
30 g Butter
Salz
Muskat
60 g Grieß
2 Eier
1, 5 l Gemüsesuppe
1/2 TL Ingwer, fein gehackt
1/2 Bund Petersilie
1/2 Bund Basilikum
2 EL Schnittlauch, fein geschnitten

In einem kleinen Topf die Milch mit Butter, Salz und Muskat zum Kochen bringen. Grieß einstreuen und unter Rühren einen dicken Grießbrei kochen.

Topf vom Herd nehmen, 1 Ei in den heißen Brei rühren. Es soll eine glatte Masse entstehen. Grießbrei etwas abkühlen lassen, und das zweite Ei unterrühren.

1, 25 l Gemüsebrühe zum Kochen bringen. Mit einem Teelöffel Nockerl abstechen. Die Nockerl in der schwach kochenden Gemüsebrühe ca. 8 Minuten ziehen lassen.

In dieser Zeit die restliche Gemüsebrühe mit dem Ingwer in einem kleinen Topf erhitzen. Petersilie und Basilikum untermischen. Die Kräuterbouillon mit dem Mixstab fein pürieren, durch ein Sieb gießen und mit der fertigen Nockerlsuppe vermischen.

Grießnockerl in Kräuterbouillon mit Schnittlauch bestreut servieren.

Empfehlenswert bei Appetitlosigkeit, Schluckstörungen, Übelkeit, Kalium- und Magnesiumbedarf

Im Frühling
Die Kräuterbouillon mit feinem Kerbel zubereiten.

Nockerl mit Mandelmus
Die Nockerl statt mit Butter mit Mandelmus zubereiten und bei Laktoseintoleranz Sojamilch dafür verwenden.

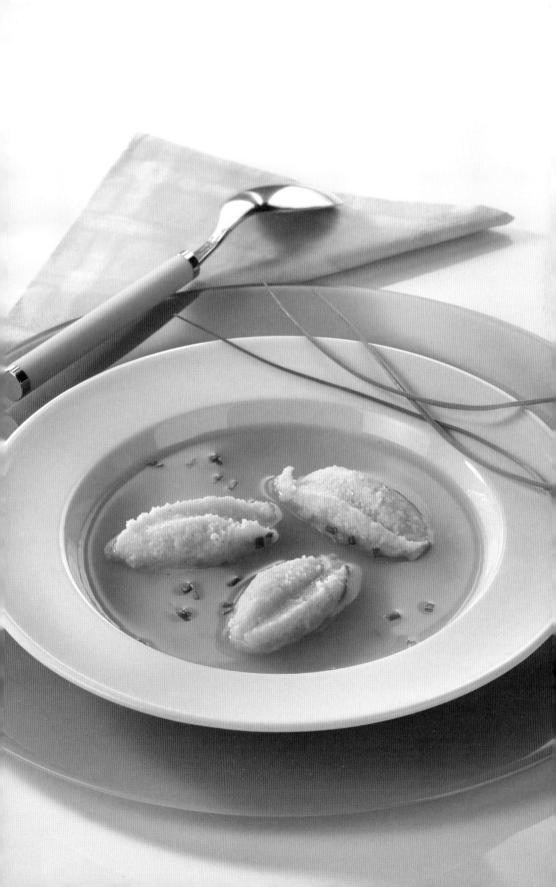

Quer durchs Gemüsebeet – Suppentopf
Für 2 Portionen

0,6 l Gemüsebrühe
1 TL Öl
100 g Karotten, dünne Scheiben
100 g Kohlrabi, kleine Würfel
50 g Sellerie, kleine Würfel
30 g Petersilienwurzel, feine Stifte
Muskat
Liebstöckel
Thymian
1 TL frischer Ingwer, fein gehackt
50 g Spinat, feine Streifen
4 EL frische Kräuter, fein gehackt (Petersilie, Minze, Dill, Schnittlauch, Basilikum)

Gemüsebrühe mit Öl zum Kochen bringen. Karotten, Kohlrabi, Sellerie und Petersilienwurzel dazugeben. Die Suppe mit Muskat, Liebstöckel, Thymian und Ingwer würzen. Zugedeckt 10 Minuten leicht kochen.

Spinat dazugeben und einen Moment kochen.

Suppe vom Herd nehmen und die Kräuter untermischen.

Empfehlenswert bei Übelkeit, Appetitlosigkeit, Laktoseintoleranz, Kalium- und Magnesiumbedarf

Noch mehr Gemüse in den Topf
Selbstverständlich schmeckt diese Suppe auch mit allen anderen Gemüsen, auf die Sie gerade Appetit haben, z.B. Brokkoli, Blumenkohl, grüne Bohnen, Mangold, Tomaten, Zucchini.

Japanischer Nudeltopf
Für 4 Portionen

150 g japanische Suppennudeln
Salz
750 ml Gemüsebrühe (Gemüsesuppe)
3 EL Medium Sherry
1 EL Sojasoße
1 TL Ingwer, fein gehackt
1 TL Honig
250 ml Wasser
150 g Tofu, kleine Würfel
1 Karotte, feine Streifen
100 g Sellerie, feine Streifen
100 g Zucchini, dünne Scheiben
1 Frühlingszwiebel, feine Ringe

Nudeln in reichlich Salzwasser bissfest kochen, abgießen, kalt abschrecken, abtropfen lassen.

Gemüsebrühe mit Sherry, Sojasoße, Ingwer, Honig und Wasser zum Kochen bringen.

Tofu in der würzigen Brühe 4 Minuten zugedeckt köcheln.

Karotten und Sellerie dazugeben, zugedeckt 5 Minuten köcheln. Zucchini und Frühlingszwiebeln untermischen und 2 Minuten köcheln.

Die Suppennudeln untermischen, kurz erhitzen.

Empfehlenswert bei Appetitlosigkeit, Übelkeit, Laktoseintoleranz, Schluckstörungen

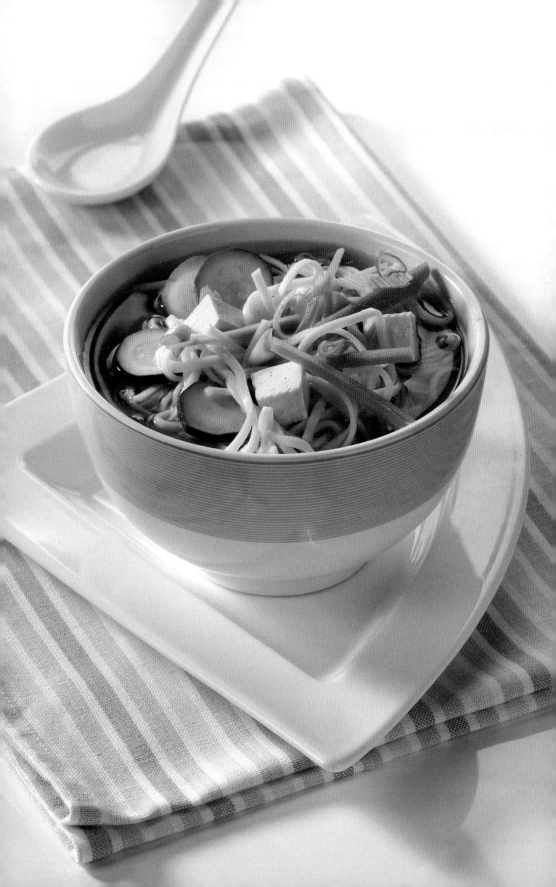

Provencalischer Pistou
Für 4 Portionen

Pistou-Soße
200 g reife Tomaten, abgezogen,
kleine Stücke
2 EL Olivenöl
1 Knoblauchzehe, fein gehackt
1 Scheibe trockenes Toastbrot, zerkrümelt
30 g frischer Parmesan, fein gerieben
1 Bund Basilikum, fein geschnitten
Salz
Pfeffer

Gemüsetopf
1,25 l Gemüsebrühe
150 g Karotten, 1/2 cm dicke Scheiben
100 g Sellerie, kleine Würfel
100 g Kartoffel, kleine Würfel
200 g Brokkoli, kleine Röschen
1 Fenchelknolle, 1 cm breite Streifen
1/2 TL Thymian
1/2 TL Oregano
1 Lorbeerblatt
50 g junge TK-Erbsen
4 Frühlingszwiebeln, 1 cm dünne Ringe

Tomaten mit Olivenöl und Knoblauch in einen kleinen Topf geben und etwas einkochen.

Tomatensoße vom Herd nehmen. Mit Weißbrot, Parmesan und Basilikum verrühren, mit Salz und Pfeffer abschmecken.

Gemüsebrühe zum Kochen bringen. Karotten, Sellerie, Kartoffeln, Fenchel, Brokkoli, Thymian, Oregano und Lorbeerblatt hinzufügen. 10 Minuten köcheln.

Frühlingszwiebeln hinzufügen, 2 Minuten köcheln.

Pistou-Soße in eine Suppenschüssel geben. Zuerst nur einige Esslöffel kochend heiße Brühe damit verrühren, dann den Gemüseeintopf nach und nach unterrühren.

Empfehlenswert bei Appetitlosigkeit, Verstopfung, Kalium- und Magnesiumbedarf

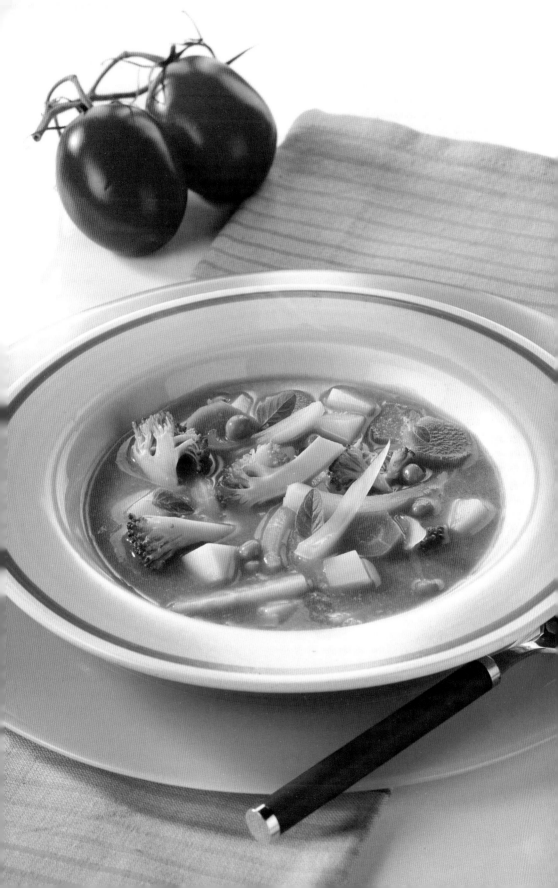

Vegetarische Hauptgerichte

PASTA, GNOCCHI UND GEMÜSE
MIT AROMATISCHER SOSSE

Entdecken Sie die feine Gemüseküche. Schonend zubereitet und mit reichlich aromatischer Soße serviert, spielen Karotten, Spargel, Zucchini oder Spinat eine Hauptrolle in dem Stück: Gesund und bekömmlich essen.

Auch bei den vitaminreichen Gemüserezepten in diesem Kapitel können Sie nach dem Baustein-Prinzip vorgehen und so für viel Abwechslung sorgen.

Die verschiedenen Gemüse werden ganz nach Appetit und Jahreszeit mit Petersilien-, Kerbel- oder Basilikumsoße serviert. Die drei Cremesoßen haben eines gemeinsam, sie locken mit frischem Duft und würzigem Aroma den Appetit aufs Essen, dazu bringen sie eine gute Portion Bio-Pflanzenstoffe auf den Teller.

Als energieliefernde Begleitung wird zu den Gemüsegerichten leicht Schluckbares aufgetischt: Weiche Polenta, flaumiges Kartoffelpüree, Ofenkartoffeln, aber auch feinkörniger Couscous oder Hirse. Wenn Sie es vertragen, passt auch gut gekochter Naturreis oder Getreidereis dazu.

Saftige Nudelgerichte sind Leibspeisen – auch während der Therapie und mit hausgemachten Gnocchi aus Kartoffeln oder Kürbis fühlen sich alle aufs Beste versorgt.

Zucchini-Spaghetti mit Basilikum-Mandel-Pesto

Für 2 Portionen

Pesto
1 Bund Basilikum, geschnitten
1 EL Olivenöl
1 EL Mandelmus
(oder geriebene Mandeln)
30 g frisch geriebener Parmesan
2 – 3 EL Gemüsebrühe (Gemüsesuppe)
1 TL abgeriebene Bio-Zitronenschale
1 TL Zitronensaft
Salz
schwarzer Pfeffer

Nudeln
200 g Spaghetti
Salz
1 EL Olivenöl
2 Frühlingszwiebeln, feine Ringe
250 g Zucchini, feine Stifte (oder grob geraspelt)

Für das Pesto im Cutter oder mit dem Mixstab das Basilikum mit Olivenöl, Mandelmus, Parmesan, Gemüsebrühe und Zitronenschale zu einer glatten, geschmeidigen Creme pürieren. Pesto mit Salz und Pfeffer abschmecken.

Die Spaghetti in reichlich Salzwasser bissfest kochen.

Olivenöl in einer großen beschichteten Pfanne erhitzen. Frühlingszwiebeln darin unter Rühren weich braten. Zucchini dazugeben und kurz unter Rühren braten. Die Zucchini sollen weich mit Biss sein. Zucchini mit Salz abschmecken.

In einer Schüssel die gut abgetropften Spaghetti mit den Zucchini und dem Pesto vermischen. Spaghetti mit Salz und Pfeffer abschmecken.

Empfehlenswert bei Schluckstörungen, Appetitlosigkeit, Kalium- und Magnesiumbedarf

Appetit auf Herzhaftes?
Dann das Pesto mit Knoblauch zubereiten und / oder statt Parmesan den kräftigeren Pecorino verwenden.

Fettucine mit Blattspinat
Für 2 Portionen

250 g junger Spinat
Salz
200 g Fettucine (Bandnudeln)
1 EL Olivenöl
1 Jungzwiebel, feine Ringe
100 ml Sahne (Schlagobers)
1/2 EL Crème fraîche
1/2 TL Thymian
1/2 TL Basilikum
Muskat
Pfeffer
20 g Parmesan, frisch gerieben
1 EL geröstete Pinienkerne

Den tropfnassen Spinat mit etwas Salz in einem geschlossenen Topf in 3 Minuten zusammenfallen und in einem Sieb abtropfen lassen. Spinat fein schneiden.

Nudeln in reichlich Salzwasser bissfest kochen.

In der Garzeit der Nudeln das Öl in einer beschichteten Pfanne erhitzen, Zwiebeln darin weich dünsten. Sahne, Crème fraîche, Thymian, Basilikum und Muskat dazugeben. Die Soße unter Rühren etwas einkochen. Spinat untermischen, kurz erhitzen, mit Muskat, Salz und Pfeffer abschmecken.

Nudeln abgießen und abtropfen lassen und mit dem Spinat vermischen. Nudeln mit Salz und Pfeffer abschmecken.

Nudeln portionsweise mit Parmesan und Pinienkernen anrichten.

Empfehlenswert bei Appetitlosigkeit, Kalium- und Magnesiumbedarf

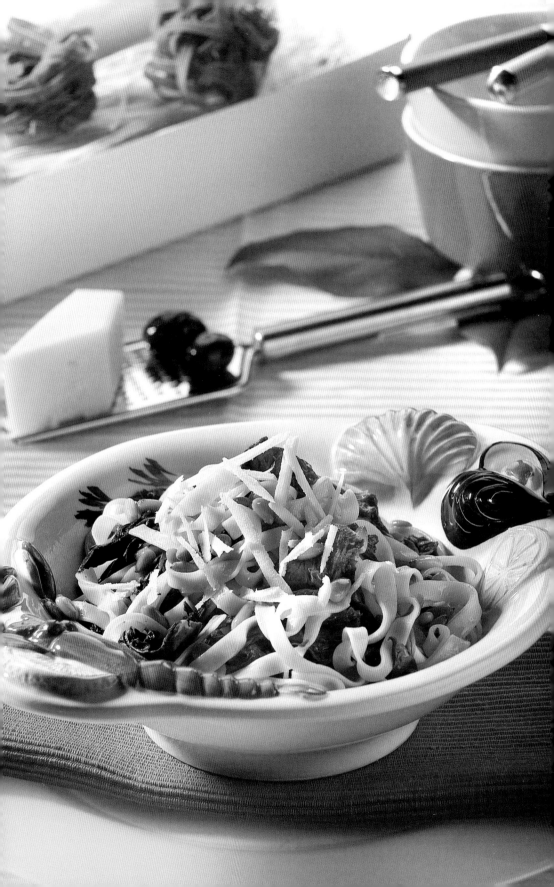

Cremige Gemüsenudeln mit Tomatensugo

Für 2 Portionen

1 kleine Dose geschälte Tomaten
1 Karotte
1 kleiner Zucchino
2 EL Olivenöl
1 Schalotte, feine Ringe
1/2 TL Oregano
Salz
Pfeffer
200 g Vollkornnudeln (aus Hartweizen)
4 EL Creme légère
(fettarme Crème fraîche)

Tomaten abgießen, Saft auffangen, Tomaten in Stücke schneiden.

Zucchino und Karotte zuerst mit dem Spargelschäler in breite Streifen, dann mit dem Messer in feine Streifen schneiden (oder grob raspeln).

1 EL Olivenöl in einem beschichteten Topf erhitzen. Schalotten darin sehr weich dünsten. Tomaten dazugeben, mit Oregano, Salz und Pfeffer würzen. Tomaten zu einer dicken Soße einköcheln.

Reichlich Salzwasser zum Kochen bringen, die Vollkornnudeln darin bissfest kochen.

In der Garzeit der Nudeln in einer beschichteten Pfanne 1 EL Olivenöl erhitzen. Karotten darin unter Rühren braten, leicht salzen. Zucchini dazugeben, unter Rühren kurz anbraten. Die Gemüse sollen weich mit Biss sein.

Nudeln abgießen, abtropfen lassen, mit der Creme légère vermischen, mit Salz und Pfeffer abschmecken.

Nudeln portionsweise mit Tomatensugo und Gemüsestreifen anrichten.

Empfehlenswert bei Appetitlosigkeit, Kalium- und Magnesiumbedarf

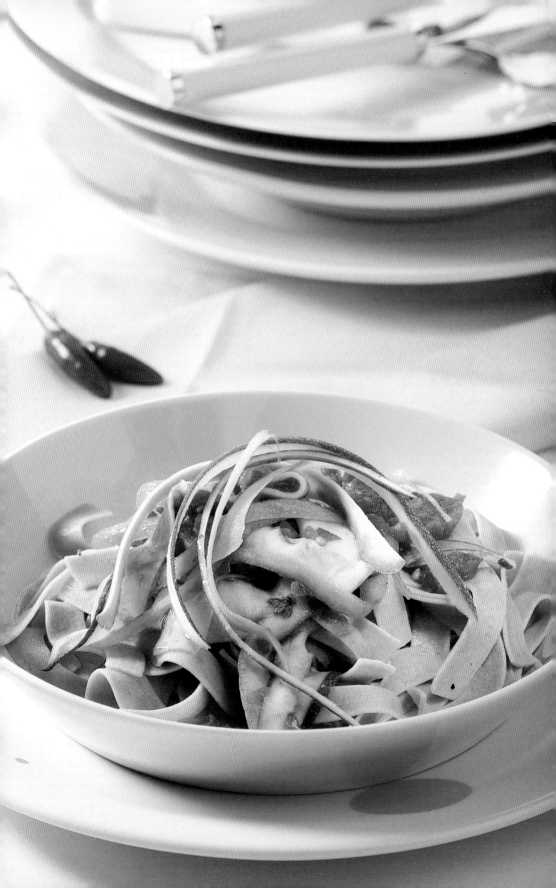

Ofenkartoffeln mit kümmelwürzigem Sellerie-Topfen

Für 2 Portionen

Sellerie-Topfen
80 g Sellerie, kleine Würfel
100 ml Gemüsebrühe
1/4 TL gemahlener Kümmel
1/2 TL abgeriebene Bio-Zitronenschale
Salz, Pfeffer
1 TL Zitronensaft
200 g Topfen (Quark)
1/2 EL Crème fraîche

Ofenkartoffeln
6 kleine Kartoffeln, Salz
2 TL Olivenöl

Sellerie mit Gemüsebrühe, Kümmel und Zitronenschale zum Kochen bringen. Zugedeckt ca. 8 Minuten köcheln, bis die Sellerie weich und die Gemüsebrühe fast verdampft ist. Mit dem Mixstab Sellerie, Gemüsebrühe und Zitronensaft fein pürieren, mit dem Topfen glatt rühren. Mit Salz und Pfeffer abschmecken.

Ofen auf 200 ° C vorheizen.

Kartoffeln gut abbürsten, längs halbieren und mit der Schnittfläche nach oben, nebeneinander auf ein Backblech setzen. Schnittflächen leicht salzen und mit Öl beträufeln.

Kartoffeln im Ofen ca. 25 Minuten backen. Sellerie-Topfen zu den Kartoffeln reichen.

Empfehlenswert bei Appetitlosigkeit, Schluckstörungen, Kalium- und Magnesiumbedarf

Junge Kohlrabi in Kerbelsoße
Für 2 – 3 Portionen

300 ml Gemüsebrühe (Gemüsesuppe)
100 g Kartoffeln, kleine Würfel
Muskat
1/2 TL abgeriebene Bio-Zitronenschale
1/2 TL frischer Ingwer, fein gehackt
1/2 TL Liebstöckel
300 g junge, zarte Kohlrabi,
feine Scheibchen
Salz, Pfeffer
3 EL Sauerrahm
1 Bund Kerbel (oder Petersilie), gehackt

Die Hälfte der Gemüsebrühe zum Kochen bringen. Kartoffelwürfel, Muskat, Zitronenschale, Ingwer und Liebstöckel dazugeben. Kartoffeln zugedeckt in ca. 10 Minuten weich köcheln und alles mit dem Mixstab zu einer glatten Soße pürieren.

Restliche Gemüsebrühe zum Kochen bringen. Kohlrabi hinzufügen und zugedeckt in ca. 8 Minuten weich mit Biss köcheln.

Die Kartoffelsoße unterrühren und alles kurz erhitzen.

Mit dem Mixstab Kerbel und Sauerrahm fein pürieren. Die Kerbelcreme mit dem Kohlrabigemüse vermischen.

Empfehlenswert bei Appetitlosigkeit, Schluckstörungen, Kalium- und Magnesiumbedarf

Dazu als Beilage
Ofenkartoffeln, Kartoffelpüree, Polenta, Kartoffel-Gnocchi

Karotten-Risotto
Für 2 Portionen

1/2 EL Olivenöl
2 EL Zwiebel, fein gehackt
Muskat
1/2 Bund Petersilie, fein gehackt
100 g Risotto–Reis
250 g Karotten, kleine Würfel,
300 ml Gemüsebrühe (Gemüsesuppe)
1/4 TL zerstoßene Fenchelsamen
1/2 TL Basilikum
Salz
Pfeffer
1 EL geriebener Parmesan

In einem flachen, beschichteten Topf das Öl erhitzen, Zwiebeln darin glasig und sehr weich dünsten. Petersilie dazugeben, kurz andünsten. Reis, Karotten und Muskat dazugeben, unter Rühren kurz andünsten. Mit der Gemüsebrühe aufgießen, mit Fenchel und Basilikum würzen.

Risotto zum Kochen bringen und ca. 20 Minuten kochen, bis Reis und Karotten gut weich sind. Dabei ab und zu umrühren und bei Bedarf etwas Gemüsebrühe angießen. Das Risotto soll leicht suppig sein.

Kurz vor Ende der Garzeit den Weißwein untermischen und das Risotto noch kurz köcheln.

Risotto vom Herd nehmen, Parmesan untermischen

Empfehlenswert bei Durchfall

Kürbis-Nockerln

Für 2 Portionen

600 g Kürbis (Hokaido)
1 Ei
60 – 100 g Mehl
Salz
Pfeffer
Muskat
1/2 TL abgeriebene Bio-Zitronenschale
2 EL Parmesan, frisch gerieben

Kürbis mit einem scharfen Messer schälen, die Kerne entfernen und das Fruchtfleisch in große Würfel schneiden. Kürbis in Alufolie wickeln, im vorgeheizten Ofen bei 200 ° C 20 Minuten backen. Eventuell ausgetretenen Kürbissaft abgießen.

Kürbis mit der Gabel fein zerdrücken. Kürbis und Ei glatt rühren. So viel Mehl einrühren bis ein Teig entsteht, aus welchem sich Nockerln abstechen lassen. Die Masse mit Zitronenschale, Salz, Pfeffer und Muskat würzen.

Mit einem Teelöffel kleine Nockerln abstechen. Kürbisnockerln im siedenden Salzwasser ca. 7 Minuten ziehen lassen.

Kürbisnockerl portionsweise mit der Petersiliensoße anrichten. Parmesan dazu reichen.

Empfehlenswert bei Appetitlosigkeit, Schluckstörungen, Kalium- und Magnesiumbedarf

Zu den Kürbis-Nockerln schmeckt auch Tomatensugo (S. 90)

Petersilien-Cremesoße

Für 2 Portionen

250 ml Gemüsebrühe (Suppe)
50 g Kartoffel, kleine Würfel
1 Bund Petersilie, grob gehackt
Muskat
1/2 TL gemahlener Koriander
50 g Sauerrahm

Gemüsebrühe mit Kartoffeln, der Hälfte der Petersilie und Muskat zum Kochen bringen. Zugedeckt köcheln, bis die Kartoffeln weich sind.

Mit dem Mixstab Gemüsebrühe, Kartoffeln, restliche frische Petersilie und Sauerrahm zu einer glatten Soße pürieren.

Empfehlenswert bei Appetitlosigkeit, Schluckstörungen, Kalium- und Magnesiumbedarf

Würz-Varianten
Wohltuend ist eine Prise von fein zerstoßenen Fenchel- oder Anissamen in der Soße.

Appetitanregend und magenstärkend wirkt ein Hauch frischer Ingwer.

Im Frühling einen kleinen Bund Kerbel statt der frischen Petersilie in die Soße mixen.

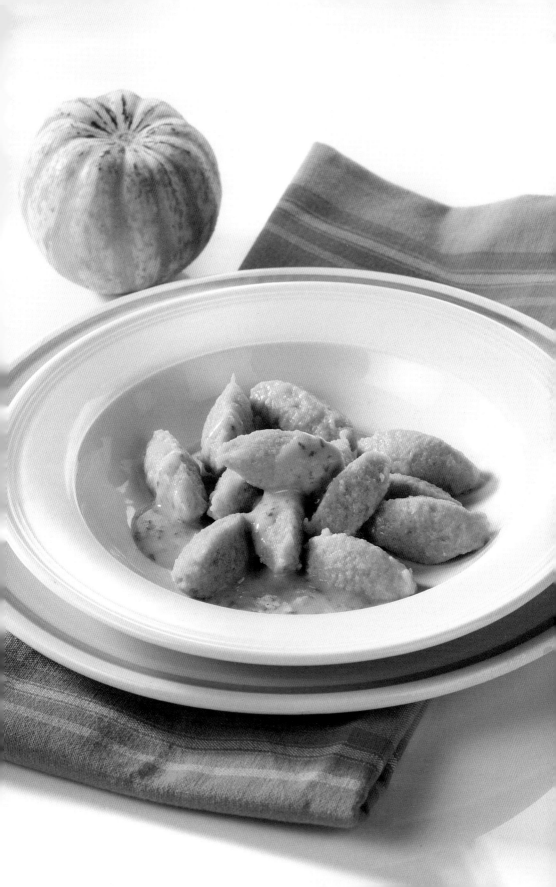

Fenchel in Mandel-Dill-Soße

Für 4 Personen

1 EL Rapsöl
1 kleine Zwiebel, fein gehackt
700 g Fenchel, kleine Spalten
300 ml Gemüsesuppe (Gemüsebrühe)
Muskat
1/2 TL abgeriebene Bio-Zitronenschale
1 EL Mandelmus
1 EL Crème fraîche
Salz, Pfeffer
1/2 Bund Dille, fein gehackt

In einer beschichteten Pfanne das Öl erhitzen. Zwiebeln darin sehr weich dünsten.

Fenchel dazugeben und kurz andünsten.

Mit Gemüsebrühe aufgießen. Mit Muskat und Zitronenschale würzen. Fenchel zugedeckt weich dünsten. Fenchel aus der Soße nehmen, warm stellen.

Mit dem Mixstab die Garflüssigkeit, 2 Stück Fenchel, Mandelmus und Crème fraîche fein pürieren. Soße nochmals kurz erhitzen, mit Salz und Pfeffer abschmecken. Dille und Fenchel untermischen.

Empfehlenswert bei Appetitlosigkeit, Kalium- und Magnesiumbedarf, Schluckstörungen

Polenta

Für 4 Personen

0,8 l Wasser
Salz
200 g Polenta (Maisgrieß)
1 EL Butter

Das Wasser mit Salz zum Kochen bringen. Polenta in einem dünnen Strahl einrühren.

Rühren, bis die Polentamasse zu kochen beginnt. Polenta bei geringer Hitze im offenen Topf ca. 20 Minuten kochen. Dabei häufig umrühren, Butter untermischen.

Empfehlenswert bei Appetitlosigkeit, Schluckstörungen

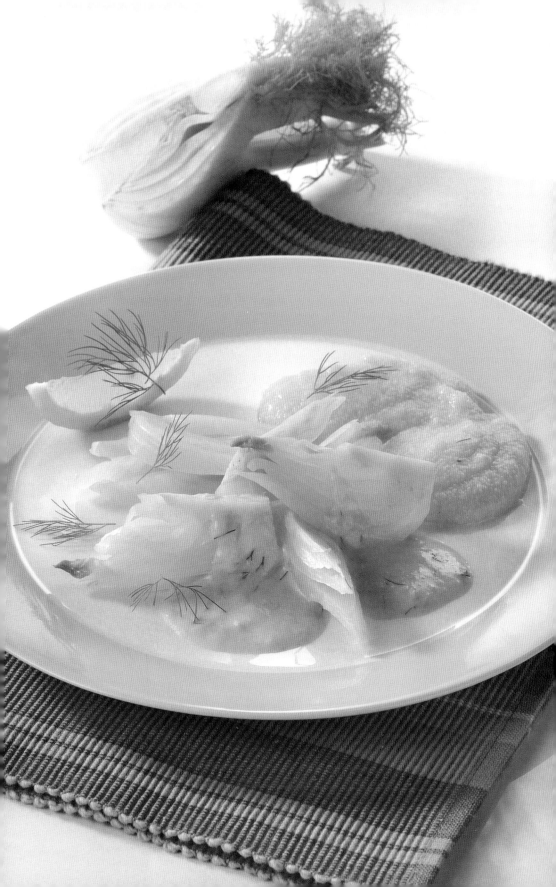

Palatschinken mit Cremespinat

Für 4 Portionen

Palatschinken
100 g Vollkornmehl
100 g Mehl
4 Eier
400 ml Milch
Salz
Öl zum Braten

Cremespinat
1 EL Öl
1 kleine Zwiebel, fein gehackt
1/2 Bund Petersilie, fein gehackt
150 ml Gemüsebrühe
1/4 TL Basilikum
1 Prise Muskat
3 EL Crème fraîche
600 g junger Spinat
Salz, Pfeffer
60 g Parmesan, frisch gerieben

Mehl, Eier, Milch und eine Prise Salz mit dem Handrührgerät (oder mit dem Schneebesen) glatt rühren.

Eine beschichtete Pfanne mit Öl ausstreichen. Etwas Teig in die Pfanne gießen, durch Schwenken der Pfanne gut verteilen. Palatschinken auf beiden Seiten knusprig braun braten.

Fertige Palatschinken im Ofen bei 50 ° C warm halten, bis der gesamte Teig verarbeitet ist.

Öl in einem kleinen Topf erhitzen. Zwiebel darin gut weich dünsten. Petersilie unterrühren, kurz mitdünsten. Mit der Gemüsebrühe aufgießen, mit Basilikum und Muskat würzen. Zugedeckt 15 Minuten köcheln, Crème fraîche dazugeben und alles fein pürieren.

Den tropfnassen Spinat mit etwas Salz in einem geschlossenen Topf bei mäßiger Hitze in 3 Minuten zusammenfallen, in einem Sieb abtropfen lassen und in kleine Stücke schneiden.

Spinat in die Soße rühren, kurz erhitzen. Parmesan untermischen.

Die Palatschinken mit dem Cremespinat füllen.

Empfehlenswert bei Appetitlosigkeit, Schluckstörungen, Kalium- und Magnesiumbedarf, Verstopfung

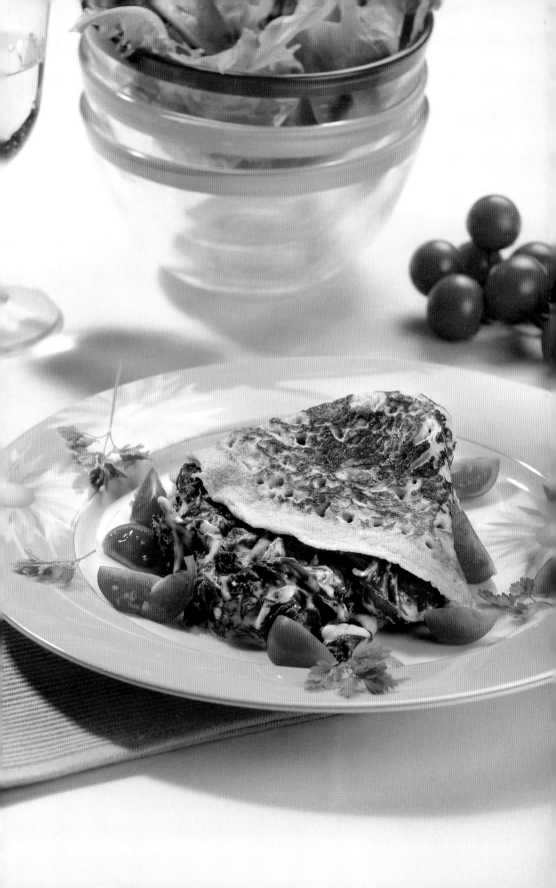

Gemüse aus dem Dampf mit Basilikumsoße

Für 2 Portionen

Soße

250 ml Gemüsebrühe

50 g Sellerie, kleine Würfel

1/2 TL fein geriebene Bio-Zitronenschale

1/2 TL frischer Ingwer, fein gehackt

Muskat

1 Bund Basilikum, fein geschnitten

1 EL Crème fraîche

Salz

Pfeffer

Gemüse

100 g Karotten, dünne Scheiben

100 g Zucchini, dicke Scheiben

100 g Blumenkohl, kleine Röschen

100 g Brokkoli, kleine Röschen

Gemüsebrühe zum Kochen bringen. Sellerie, Zitronenschale, Ingwer und 1 gute Prise Muskat dazugeben. Zugedeckt ca. 10 Minuten köcheln. Mit dem Mixstab Gemüsebrühe, Sellerie, Basilikum und Crème fraîche zu einer glatten Soße pürieren. Mit Salz und Muskat abschmecken.

Karotten, Zucchini, Blumenkohl und Brokkoli zugedeckt in einem Siebeinsatz über Wasserdampf in 8 Minuten weich mit Biss garen.

Soße nochmals erhitzen und zum Gemüse reichen.

Empfehlenswert bei Appetitlosigkeit, Schluckstörungen, Kalium- und Magnesiumbedarf

Praktische Vorratshaltung
Bereiten Sie die doppelte Soßenmenge zu und frieren Sie den Rest ein. Wird die Zeit einmal knapp, müssen Sie nur noch das Gemüse dämpfen.

Spargel-Ragout
Für 4 Portionen

500 ml Gemüsebrühe
1 Stück Bio-Zitronenschale
1/4 TL gemahlener Koriander
Muskat
800 g weißer Spargel, Stücke
1 Bund Petersilie
2 EL Crème fraîche
1-2 TL Zitronensaft

Gemüsebrühe mit Zitronenschale, Koriander und Muskat zum Kochen bringen.

Den Spargel darin weich kochen.

Spargel in ein Sieb abgießen. Die Garflüssigkeit auffangen.

Im Mixglas oder mit dem Mixstab 200 g gekochten Spargel, Garflüssigkeit und Petersilie zu einer glatten Soße mixen (Die Soße eventuell durch ein Sieb streichen).

Die Soße mit Crème fraîche glatt rühren. Spargel untermischen und nochmals erhitzen.

Spargel-Ragout mit Zitronensaft, Salz und Pfeffer abschmecken.

Empfehlenswert bei Appetitlosigkeit, Schluckstörungen, Kalium- und Magnesiumbedarf.

Bei Laktoseintoleranz
Die Spargelsoße mit Sojacreme verfeinern.

Kartoffel-Gnocchi
Für 4 Portionen

500 g mehlige Kartoffeln
50 g Kartoffelstärke
30 g Grieß
1 Eigelb
Muskat

Kartoffeln in der Schale weich dämpfen, abziehen und heiß durch die Kartoffelpresse passieren.

Die heißen Kartoffeln mit Kartoffelstärke, Grieß, Ei, Muskat und Salz zu einem glatten Teig verarbeiten. Teig 30 Minuten rasten lassen.

Aus dem Teig mit mehlbestäubten Händen kleine Röllchen (2 cm Ø) formen- davon 1 cm dünne Scheibchen abschneiden. Damit die typische Gnocchiform entsteht, die Teigscheibchen mit dem Daumen leicht eindellen.

Gnocchi in leicht kochendem Salzwasser 6 – 8 Minuten ziehen lassen. Gnocchi mit dem Schaumlöffel aus dem Topf heben. Nicht zu viele Gnocchi auf einmal garen.

Gnocchi schmecken zu
Spargel-Ragout, Gemüse aus dem Dampf und Cremespinat.

Empfehlenswert bei Appetitlosigkeit, Schluckstörungen. Kalium- und Magnesiumbedarf, Laktoseintoleranz

Kartoffel-Päckchen mit Pilzen, Tomaten und Kräuterdip

Für 2 Portionen

400 g kleine fest kochende Kartoffeln, geschält
2 Zweigchen Thymian
Muskat, Salz, Pfeffer
2 EL Olivenöl
2 Frühlingszwiebeln, feine Ringe
250 g Pilze
(Champignons, Pfifferlinge, Steinpilze)
6 Cocktailtomaten, abgezogen

Kräuterdip
150 g Joghurt
2 EL Sauerrahm
2 EL gehackte Kräuter
(Petersilie, Minze, Basilikum, Dill)
Salz, Pfeffer

Backofen auf 200 ° C
(Umluft 180 ° C, Gas Stufe 3 – 4) vorheizen.

2 Stück Alufolie dünn mit Öl bestreichen. In die Mitte jeweils die Hälfte der Kartoffeln und 2 Zweigchen Thymian geben. Mit Muskat, Salz und Pfeffer würzen. Mit 1 TL Olivenöl beträufeln. Die Päckchen gut verschließen, im vorgeheizten Backofen ca. 20 Minuten garen.

Joghurt und Sauerrahm glatt rühren. Kräuter untermischen. Kräuterdip mit Salz und Pfeffer abschmecken.

Kurz bevor die Kartoffeln aus dem Ofen kommen, in einer beschichteten Pfanne 2 TL Öl erhitzen. Frühlingszwiebeln darin weich dünsten. Pilze dazugeben, unter Rühren braten, mit Salz würzen und zugedeckt noch einige Minuten dünsten. Cocktailtomaten untermischen und nur so lange erhitzen, bis die Tomaten heiß sind.

Kartoffelpäckchen portionsweise mit Pilzen, Tomaten und Kräuterdip anrichten

Empfehlenswert bei Appetitlosigkeit, Kalium- und Magnesiumbedarf, Verstopfung

Dazu gedünstete Karotten
Eine gut verdauliche Begleitung zu den Kartoffeln aus dem Päckchen sind auch schonend gedünstete Karotten. Dafür 300 g dünne Karottenscheiben in 2 TL Öl kurz erhitzen, mit 100 ml Gemüsebrühe aufgießen, mit Muskat und Bio-Zitronenschale würzen. Karotten zugedeckt in ca. 10 Minuten weich dünsten.

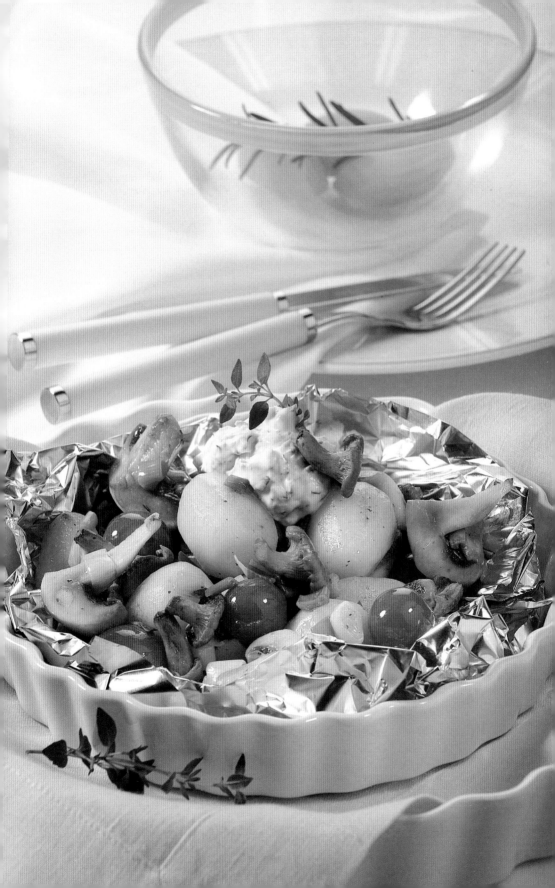

Fischgerichte

MÜHELOS ZUM ERFOLG

Ob im Gemüsebett gedünstet, mariniert und gegrillt oder in einer aromatischen Brühe gegart – mit frischem Fisch lassen sich im Handumdrehen die köstlichsten Speisen zubereiten, auch von ungeübten Köchen. Dabei gilt es allerdings zu beachten, dass Portionsstücke vom Fischfilet relativ kurze Garzeiten haben und erst im letzten Moment zubereitet werden sollten.

Praktisch ist es, wenn z.B. wie beim Andalusischen Fischtopf die Suppengrundlage mit den Kartoffeln im Voraus zubereitet wird und der Fisch erst in den Topf kommt, wenn bereits alle am Tisch sitzen. Auch ein saftiges Gemüsebett, in dem die Filetstücke dann gedünstet werden, lässt sich gut vorbereiten.

Wenn es zum Würzen kommt, verträgt sich Fisch hervorragend mit frischem Ingwer, Zitronenschale, Zitronensaft und mit frischen Kräutern. Je nach dem in welche Kochregion uns eine Speise führen will, sind das Basilikum, Thymian, Oregano und Minze – die kräftigen Aromen des Mittelmeers – oder ganz heimisch vertraut unsere bewährten Küchenkräuter Petersilie, Dill und Schnittlauch.

Mariniertes, gegrilltes Fischfilet

Für 2 Personen

150 g Joghurt
1/4 TL Oregano
1/4 TL Basilikum
2 Scheiben Fischfilet (à 150 g)
(Kabeljau, St. Petersfisch, Hoki)
Salz
Pfeffer
2 TL Olivenöl

Joghurt mit Oregano, Basilikum und Thymian vermischen.

Fischfilets abwaschen, trockentupfen, in eine flache Form legen und mit der Marinade übergießen. 2 Stunden im Kühlschrank durchziehen lassen.

Fischfilets aus der Marinade nehmen, abtropfen lassen, trockentupfen und salzen.

Eine beschichtete, gusseiserne oder Grillpfanne mit 2 TL Öl bestreichen. Die Fischfilets auf beiden Seiten je 3 – 4 Minuten braten und auf Kürbispüree (rechts) aus dem Backofen anrichten.

Empfehlenswert bei Appetitlosigkeit, Schluckstörungen

Kürbispüree

Für 2 Portionen

1 EL Olivenöl
2 EL Zwiebel, fein gehackt
500 g orangefarbener Kürbis (Hokaido)
4 EL Gemüsebrühe (Gemüsesuppe)
1 Stück Bio-Zitronenschale
1/2 TL frischer Ingwer, fein gehackt
Muskat
Salz
Pfeffer
2 TL Zitronensaft

Olivenöl erhitzen. Die Zwiebeln darin sehr weich dünsten. Kürbis, Gemüsebrühe, Zitronenschale, Muskat dazugeben. Kürbis zugedeckt weich dünsten. Bei Bedarf noch etwas Gemüsesuppe angießen.

Kürbis mit dem Mixstab fein pürieren. Kürbispüree mit Salz, Pfeffer und Muskat abschmecken.

Empfehlenswert bei Appetitlosigkeit, Schluckstörungen, Kalium- und Magnesiumbedarf, Laktoseintoleranz

Andalusischer Fischtopf

Für 2 Portionen

500 ml Gemüsebrühe (Gemüsesuppe)
1 Frühlingszwiebel, feine Ringe
2 TL Olivenöl
1 Stück Bio-Zitronenschale
1 Lorbeerblatt
200 g festkochende Kartoffeln,
dünne Scheiben
300 g Fischfilet
(Kabeljau, Heilbutt, Rotbarsch, Seeteufel)
4 EL Weißwein
1/2 EL Zitronensaft
Salz
Pfeffer
1 EL Petersilie, fein gehackt

Gemüsebrühe mit Frühlingszwiebel, Olivenöl, Zitronenschale und Lorbeerblatt zum Kochen bringen. Brühe zugedeckt 10 Minuten kochen. Kartoffeln dazugeben und in ca. 8 Minuten fast weich kochen.

Fischstücke und Weißwein dazugeben.

Den Fisch in der leicht kochenden Brühe in wenigen Minuten gar ziehen lassen.

Fischtopf mit Zitronensaft, Salz und Pfeffer abschmecken. Mit Petersilie bestreut servieren.

Empfehlenswert bei Appetitlosigkeit, Schluckstörungen. Kalium- und Magnesiumbedarf, Laktoseintoleranz

Fischfilet im Gemüsebett mit Weißweinsoße

Für 2 Portionen

150 ml Gemüsebrühe
1/2 TL abgeriebene Bio-Zitronenschale
1/2 TL frischer Ingwer, fein gehackt
Muskat
1 Fenchelknolle, Streifen
1 kleine Karotte, dünne Scheiben
2 Frühlingszwiebeln, halbiert, Stücke
50 ml trockener Weißwein
250 g Fischfilet (Kabeljau, Heilbutt,
Wildlachs), Portionsstücke
2 EL Crème fraîche
2 EL Tomatenpüree (Tetra Pak)
1 TL Zitronensaft, Salz, schwarzer Pfeffer

In einer Pfanne die Gemüsebrühe mit Zitronenschale, Muskat und Ingwer zum Kochen bringen. Fenchel, Karotten und Frühlingszwiebeln dazugeben, und zugedeckt fast weich dünsten. Weißwein untermischen.

Die Fischfilets salzen, pfeffern und auf das Gemüse legen. Den Fisch zugedeckt in ca. 8 Minuten gar dünsten. Fischfilets aus der Pfanne heben, auf eine vorgewärmte Platte geben, mit Alufolie abdecken.

Crème fraîche mit Tomatenpüree verrühren und unter das Gemüse mischen. Kurz aufkochen, mit Zitronensaft, Salz und Pfeffer abschmecken.

Fischfilets portionsweise auf dem Gemüsebett anrichten.

Empfehlenswert bei Appetitlosigkeit, Kalium- und Magnesiumbedarf

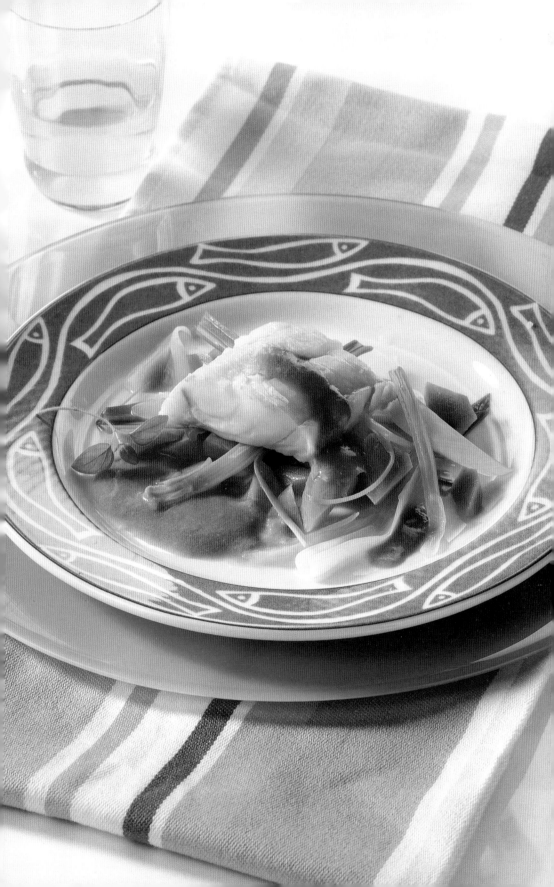

Spinat-Lachs-Lasagne
Für 4 Portionen

Béchamel
3 EL Rapsöl
30 g Mehl
0, 5 l heiße Milch
Muskat
1/2 TL Koriander
1/2 TL abgeriebene Bio-Zitronenschale
Salz
1 Lorbeerblatt

Lasagne
400 g Blattspinat
Salz
1 EL Olivenöl
1 kleine Zwiebel, fein gehackt
1/2 Bund Petersilie
200 g Lasagneblätter
400 g Lachsfilet, Stücke

Für die Béchamel das Öl in einem beschichteten Topf erhitzen. Mehl untermischen und unter Rühren anrösten, bis ein angenehmer Duft aufsteigt.

Milch mit dem Schneebesen untermischen. Mit Muskat, Koriander, Zitronenschale, Salz und Lorbeer würzen. Die Béchamelsoße 7 Minuten leicht kochen, dabei ab und zu umrühren.

Backofen auf 170 ° C
(Umluft 150 ° C, Gas Stufe 3) vorheizen.

Den Spinat mit wenig Salz in einen kleinen Topf geben und zugedeckt in 3 Minuten zusammenfallen und in einem Sieb abtropfen lassen. Spinat in Streifen schneiden.

Öl in einer Pfanne erhitzen, Zwiebel darin bei milder Hitze andünsten. Petersilie untermischen, kurz andünsten. Pfanne vom Herd nehmen, Spinat untermischen, mit Salz und Pfeffer abschmecken.

Eine beschichtete Auflaufform mit etwas Béchamelsoße ausstreichen. Eine Lage Lasagneblätter darauf verteilen. Etwas Soße darauf verstreichen, etwas Spinat und einige Lachsstreifen darauf verteilen. Darauf etwas Soße streichen und mit einem Lasagneblatt bedecken. In dieser Reihenfolge fortfahren, mit einem Lasagneblatt abschließen und die restliche Béchamelsoße darauf verteilen.

Lasagne im vorgeheizten Ofen 20 Minuten backen.

Empfehlenswert bei Appetitlosigkeit, Schluckstörungen, Kalium- und Magnesiumbedarf

Bei Laktoseintoleranz
Die Soße mit ungesüßtem Sojadrink zubereiten.

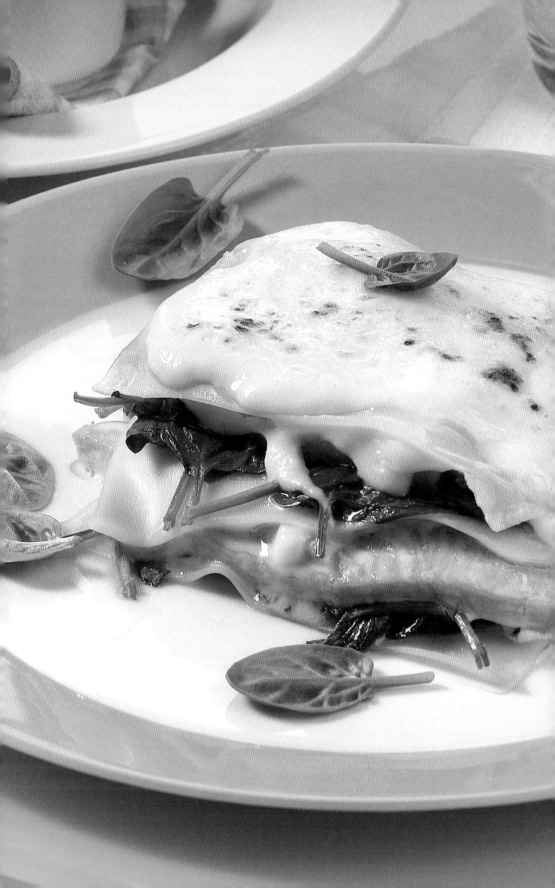

Süßspeisen

KALT UND WARM,
ERFRISCHEND UND NAHRHAFT

Natürlich süße Früchte sind immer dabei – im Aprikosen-Preiselbeer-Eis, das die empfindliche Mundschleimhaut kühlt und im Pfirsich-Gelee, das zart im Mund schmilzt. Sommerreife Kirschen werden zur süßen Suppe verarbeitet und Topfenschmankerl wären ohne Erdbeersoße nur halb so gut.

Früchte und Beeren sind ein Geschenk der Natur. Ihr Geschmack ist unübertrefflich, aber auch ihr Gehalt an schützenden Vitaminen und Bio-Pflanzenstoffen. Schon allein der Anblick und der Duft reifer Früchte und Beeren lässt uns das Wasser im Munde zusammenlaufen – die beste Voraussetzung dafür, dass die Cremes und süßen Hauptgerichte gut ankommen.

Eine beliebte Grundzutat für bekömmliche, eiweißreiche Süßspeisen ist Topfen (Quark). Sein Fettgehalt kann nach Bedarf variieren. Mit Topfen gelingen leicht schluckbare Cremes, weiche Küchlein, flaumige Aufläufe und Knödel.

Auch in der süßen Küche hat sich Nussmus bestens bewährt, es bringt mehr Kalorien, gesundes Fett und angenehmen nussigen Geschmack in Eis, Cremespeisen, Aufläufe und Muffins.

Pfirsich-Mandel-Eis
Für 4 Portionen

350 ml Pfirsichsaft
2 TL Mandelmus
1 TL Honig

Mit dem Mixstab Pfirsichsaft, Mandelmus und Honig vermischen, in Schleckeis-Förmchen füllen und ins Tiefkühlfach stellen.

Eis ca. 3 Stunden gefrieren lassen.

Empfehlenswert bei Appetitlosigkeit, Mundschleimhautentzündung, Schluckstörungen, Laktoseintoleranz, Kalium- und Magnesiumbedarf

Varianten
Nach diesem Grundrezept auch Eis mit Mango-, Kirschen- und Aprikosensaft zubereiten.

Aprikosen-Preiselbeer-Eis
Für 4 Portionen

350 ml Aprikosensaft (Marillensaft)
3 EL Preiselbeer-Sirup (Cranberry-Sirup)

Aprikosensaft mit dem Preiselbeersirup vermischen. Den Saft in Schleckeis-Förmchen füllen, ins Tiefkühlfach stellen und in ca. 3 Stunden gefrieren lassen.

Empfehlenswert bei Mundschleimhautentzündung, Laktoseintoleranz, Kalium-Magnesiumbedarf

Pfirsich-Gelee
Für 4 Portionen

400 g reife Pfirsiche, Stücke
1 EL brauner Zucker
1 TL Agar-Agar-Pulver

Pfirsiche mit 4 EL Wasser, Zucker und Zitronenschale zum Kochen bringen. Zugedeckt 5 Minuten leicht kochen, dabei öfters umrühren und bei Bedarf noch wenig Wasser angießen.

Pfirsiche mit dem Mixstab oder im Mixer fein pürieren und durch ein Sieb streichen.

Agar-Agar-Pulver mit 3 EL Wasser glattrühren.

Das Pfirsichpüree unter Rühren zum Kochen bringen. Agar-Agar-Lösung einrühren und unter Rühren 1 Minute leicht kochen.

Pfirsichpüree in kleine Puddingförmchen gießen und im Kühlschrank in 2 Stunden fest werden lassen.

Pfirsichgelee auf Dessertteller stürzen. Mit Heidelbeeren und Preiselbeersirup garnieren.

Empfehlenswert bei Appetitlosigkeit, Schluckstörungen, Mundschleimhautentzündung, Kalium- und Magnesiumbedarf, Laktoseintoleranz

Mineralstoffreiches Gelee schmilzt im Mund
Süße Fruchtsäfte oder Fruchtpüree werden kurz mit Agar-Agar, einem natürlichen, rein pflanzlichen Geliermittel aus Meeresalgen, aufgekocht, die Flüssigkeit in Förmchen gegossen und bis zur Erstarrung in den Kühlschrank verfrachtet. Sie können das Fruchtpüree auch in eine flache Form gießen und es dann in Würfel schneiden.

Varianten
Für das Fruchtgelee können Sie auch andere süße Früchte wie Mango, Aprikosen (Marillen) oder Honigmelone pürieren. Als Grundrezept gilt immer 500 ml Flüssigkeit, 1 – 2 EL Honig und 1 1/2 TL Agar-Agar-Pulver.

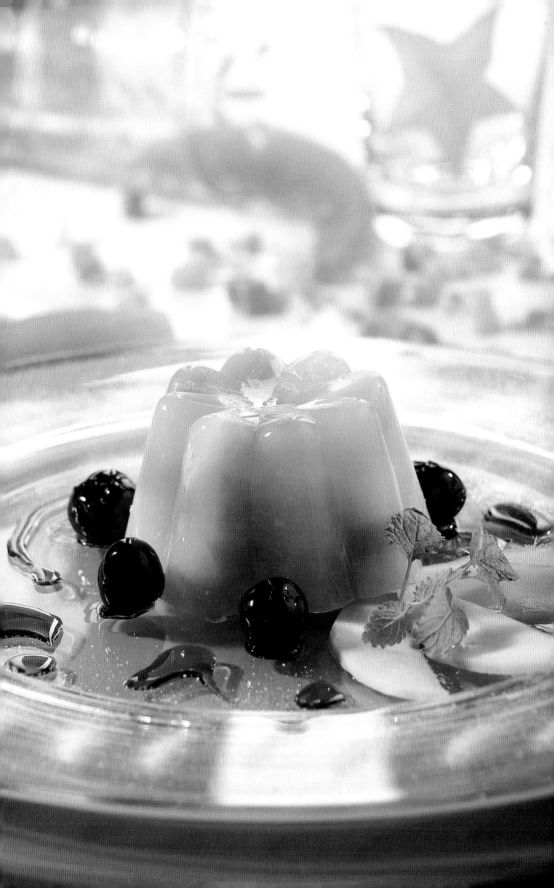

Apfel-Bananen-Mus
Für 2 Portionen

400 g Apfel, kleine Spalten
200 ml Wasser
Abgeriebene Schale
von 1/4 Bio-Orange und 1/2 Zitrone
2 TL brauner Zucker
1 Zimtstange
1 Banane, dünne Scheiben
Saft von 1/2 Orange
1 EL Zitronensaft

Äpfel mit Wasser, Orangen- und Zitronen-schale, Zucker und Zimt zum Kochen bringen und ca. 7 Minuten köcheln. Die Äpfel sollen fast weich sein.

Zimtstange entfernen.

Mit dem Mixstab Apfel, Banane, Orangen- und Zitronensaft fein pürieren.

Empfehlenswert bei Schluckstörungen, Appetitlosigkeit, Kalium- und Magnesium-bedarf

Variante mit dem Nährwertplus
Mineralstoffreiche Trockenfrüchte mit-kochen, z.B. Preiselbeeren, Rosinen oder Aprikosen (Marillen).

Essen im Einklang mit der Jahreszeit
Statt mit Äpfeln, das Kompott mit Pfirsi-chen oder Marillen zubereiten.

Vanillecreme mit Beeren
Für 4 Personen

400 g Topfen (Quark)
150 g Joghurt
2 TL brauner Zucker (Demerara)
3 Päckchen Naturvanillezucker
125 ml Sahne (Schlagobers)
100 g Erdbeeren
100 g Himbeeren
100 g Brombeeren
100 g Blaubeeren

Topfen, Joghurt, Zucker und Vanillezucker mit dem Handrührgerät glatt rühren.

Sahne sehr steif schlagen, unter die Topfen-creme mischen.

Vanillecreme portionsweise mit den Beeren anrichten.

Empfehlenswert bei Appetitlosigkeit, Schluckstörungen, Verstopfung

Naturvanillezucker
Spielend leicht sind die leckersten Cremes mit Naturvanillezucker zubereitet. Natur-vanillezucker enthält nur Zucker und ge-mahlene Vanilleschoten. Achten Sie beim Einkauf auf die Zutatenliste.

Mehr Früchte
Je nach Appetit auch reife Pfirsiche, Apriko-sen, Bananen, Mango, aber auch Apfel- und Birnenstückchen mit der Creme vermischen.

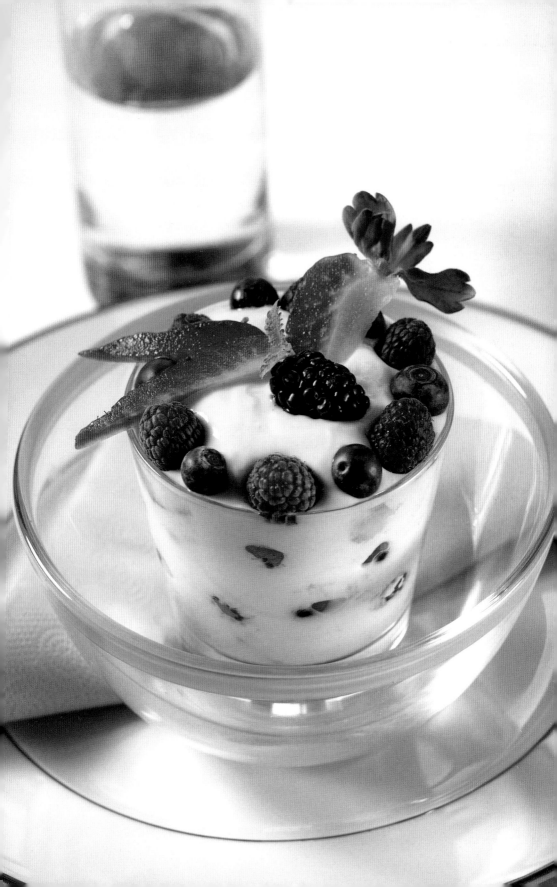

Kalte Kirschensuppe mit Topfennockerl

Für 2 Portionen

Kirschensuppe
300 g süße Kirschen
150 ml Kirschensaft
1/2 TL Agar-Agar-Pulver

Nockerl
100 g Topfen (Quark)
50 g Sauerrahm
2 Päckchen Naturvanillezucker
1 Prise Zimt
1 Prise abgeriebene Schale
von einer unbehandelten Zitrone

Kirschen entkernen. Mit dem Mixstab die Hälfte der Kirschen mit dem Kirschensaft fein pürieren und durch ein Sieb streichen.

Das Agar-Agar-Pulver mit 4 EL kaltem Wasser glatt rühren. Das Kirschenpüree unter Rühren zum Kochen bringen. Agar-Agar-Lösung untermischen und das Kirschenpüree 1 Minute unter Rühren leicht kochen.

Heißes Kirschenpüree auf zwei Suppenteller verteilen. Die restlichen Kirschen in die Suppe streuen. Kirschsuppe 2 Stunden kalt stellen. Die Suppe soll leicht gelieren.

Mit dem Handmixer Topfen, Sauerrahm, Vanillezucker, Zimt und Zitronenschale zu einer glatten, festen Creme rühren. Aus der Creme mit dem Esslöffel kleine Nockerl abstechen und in die Kirschensuppe setzen.

Empfehlenswert bei Appetitlosigkeit, Schluckstörungen, Kalium– und Magnesiumbedarf, Verstopfung

Erdbeersuppe mit Melonen

Für 2 Portionen

300 g reife Erdbeeren (auch TK)
100 ml Erdbeersaft
1/4 TL abgeriebene Bio-Zitronenschale
200 g Melone

Erdbeeren und Erdbeersaft mit dem Mixstab fein pürieren (Eventuell durch ein Sieb streichen) und bei Bedarf wenig Zucker untermischen.

Melonenfruchtfleisch in Kugeln stechen oder in Stücke schneiden.

Erdbeersuppe portionsweise anrichten. Melonenkugeln in die süße Suppe setzen.

Empfehlenswert bei Appetitlosigkeit, Schluckstörungen, Kalium– und Magnesiumbedarf, Verstopfung

Üppiger schlemmen

Zur Erdbeersuppe Sahne-Joghurt-Crème reichen. Dafür 100 ml Sahne (Schlagobers) mit 2 Päckchen Naturvanillezucker steif schlagen. 100 g Joghurt glatt rühren und unter die geschlagene Sahne heben.

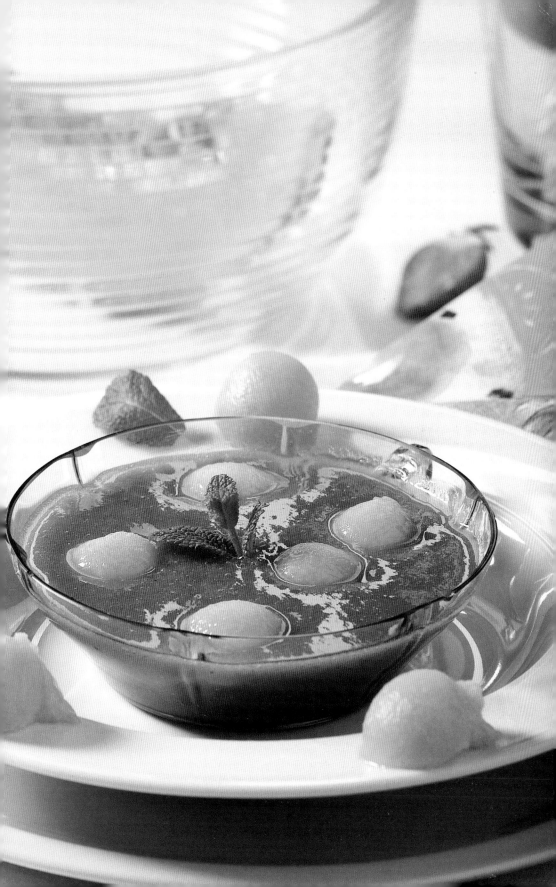

Topfenknödel

Für 2 – 3 Portionen

250 g Topfen (Quark)
70 g Grieß
1 Ei
1 EL brauner Zucker
20 g weiche Butter, kleine Stücke
Salz

Topfen mit Grieß, Ei, Zucker und Butter mit dem Handrührgerät zu einem glatten Teig rühren.

Den Teig 15 Minuten im Kühlschrank ruhen lassen.

Aus dem Teig kleine Knödel mit 3 cm Durchmesser formen. Die Knödel in leicht kochendem Salzwasser ca. 10 Minuten ziehen lassen. Die Knödel mit dem Schaumlöffel aus dem Wasser heben.

Empfehlenswert bei Appetitlosigkeit, Schluckstörungen

Dazu schmeckt auch
Preiselbeer- oder Erdbeersoße (S. 120 u. S. 126)

Aprikosensoße

Für 2 – 3 Portionen

500 g Aprikosen (Marillen),
kleine Stücke
50 ml Wasser
1 Stange Zimt
2 Nelken
1 – 2 EL brauner Zucker

Aprikosen mit Wasser, Zimt, Nelken und Zucker in einen kleinen Topf geben und zugedeckt auf kleiner Flamme ca. 8 Minuten köcheln, dabei ab und zu umrühren. Die Aprikosen sollen gerade weich sein, dürfen aber noch nicht zerfallen.

Aprikosen mit dem Mixstab pürieren. Die Fruchtsoße eventuell durch ein Sieb passieren und warm oder kalt servieren.

Empfehlenswert bei Appetitlosigkeit, Schluckstörungen, Kalium- und Magnesiumbedarf, Laktoseintoleranz

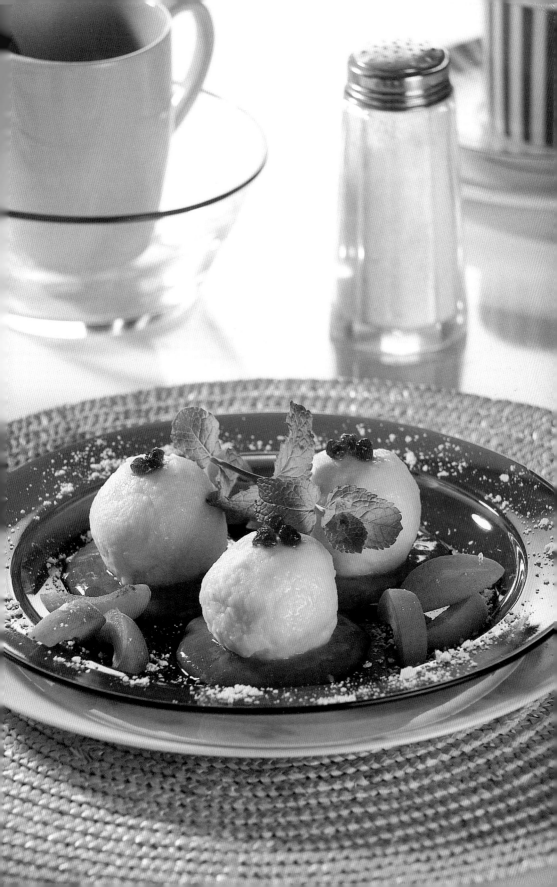

Vanille-Topfen-Soufflé mit Preiselbeersoße

Für 4 Portionen

Soufflé
4 Eier
4 Päckchen Naturvanillezucker
20 g brauner Zucker
300 g Topfen (Quark)
2 EL feines Vollkornmehl
abgeriebene Schale von 1/2 Bio-Zitrone
abgeriebene Schale von 1/2 Bio-Orange
Salz
1 TL Butter

Preiselbeersoße
150 g Preiselbeerkompott
Saft von 1 Orange

Den Backofen auf 200 ° C vorheizen.

Die Eier trennen. Eigelb mit Vanillezucker und Zucker schaumig rühren. Topfen, Mehl, Zitronen- und Orangenschale mit dem Handrührgerät glatt rühren und mit der Eigelbmasse vermischen.

Eiweiß mit einer Prise Salz steif schlagen. Ein Drittel des Eischnees unter die Topfenmasse rühren. Den restlichen Eischnee vorsichtig unterheben.

4 Portionsförmchen dünn mit Butter ausstreichen und bis zu 2/3 mit der Topfenmasse füllen.

Soufflés im vorgeheizten Ofen 25 bis 30 Minuten backen.

Für die Soße das Preiselbeerkompott mit dem Orangensaft verrühren. Soße zum Soufflé reichen.

Empfehlenswert bei Appetitlosigkeit, Schluckstörungen

Sanfte Soßen ohne Säure
Aprikosen oder Mangos (frisch oder aus der Dose) fein pürieren und zum Soufflé reichen.

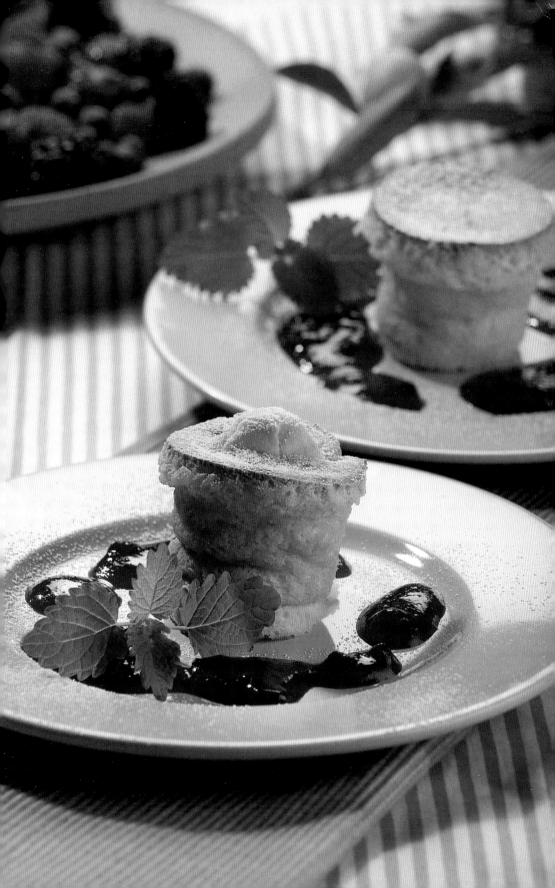

Topfen-Nudel-Auflauf mit Pfirsichen

Für 4 Portionen

500 g Pfirsiche
200 g Bandnudeln
Salz
2 Eier
40 g Staubzucker
3 Päckchen Naturvanillezucker
abgeriebene Schale von 1/2 Bio-Zitrone
1/4 TL Zimt
250 g Topfen (Quark)
2 TL Butter
4 EL rote Marmelade
(Preiselbeeren, Himbeeren, Erdbeeren)

Backofen auf 180 ° C
(Umluft 160 ° C, Gas Stufe 3 – 4) vorheizen.

Pfirsiche kurz in kochendes Wasser legen, abgießen, abtropfen lassen und abziehen. Pfirsiche in kleine Spalten schneiden.

Nudeln in reichlich Salzwasser bissfest kochen, abgießen, kalt abschrecken und abtropfen lassen.

Eier trennen. Eigelb mit Staubzucker, Vanillezucker, Zitronenschale und Zimt schaumig rühren. Topfen einrühren. Die Nudeln untermischen.

Eiweiß zu festem Schnee schlagen, unter die Nudelmasse heben.

Eine Auflaufform dünn mit Butter ausstreichen. Abwechselnd Topfen-Nudelmasse und Pfirsichspalten in die Form schichten. Mit der Nudelmasse abschließen. Den Auflauf mit Butterflöckchen bestreuen und im vorgeheizten Ofen 30 Minuten backen.

Auflauf portionsweise mit einem Klacks Marmelade anrichten.

Empfehlenswert bei Appetitlosigkeit, Schluckstörungen

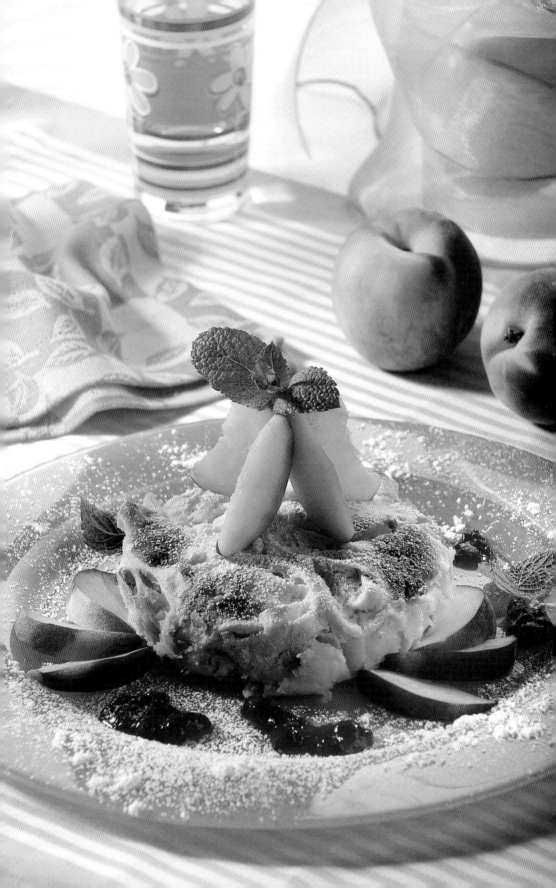

Kirschen-Muffins
Für 12 Stück

Für die Förmchen
1 EL geschmolzene Butter
2 EL Semmelbrösel

Muffins
2 EL getrocknete Sauerkirschen
(oder Cranberries, Rosinen)
3 EL Rum
150 g Mehl
1/2 TL Backpulver
2 Eier
1 EL Zucker
1 Päckchen Naturvanillezucker
1/4 TL Zimt
2 EL geschmolzene Butter
150 ml Milch
1 Eiweiß
150 g süße Kirschen (aus dem Glas)

Sauerkirschen hacken, mit Rum vermischen und 30 Minuten aufquellen lassen.

Backofen auf 190 °C
(Umluft 170 °C, Gas Stufe 3) vorheizen.

Muffinförmchen mit flüssiger Butter ausstreichen, mit Semmelbröseln bestreuen.

Mehl und Backpulver in eine Schüssel sieben.

Die ganzen Eier mit dem Handmixer leicht verrühren. Zucker, Vanillezucker und Zimt hinzufügen und verrühren. Geschmolzene Butter und 150 ml Milch dazugeben und gut verrühren.

Eiermilch über die Mehlmischung gießen und alles rasch verrühren (zu langes Rühren macht die Muffins zäh).

Eiweiß zu Schnee schlagen. Schnee unter die Masse heben.

Eingeweichte Sauerkirschen abtropfen lassen. Sauerkirschen und frische Kirschen untermischen.

Den Teig sofort in die vorbereiteten Muffinförmchen füllen und im vorgeheizten Ofen bei 190 ° C ca. 25 Minuten backen. Muffins abkühlen lassen, mit Staubzucker bestreuen.

Empfehlenswert bei Appetitlosigkeit, Kalium- und Magnesiumbedarf

Buttermilch in die Muffins
Statt normaler Milch leicht prickelnde Buttermilch für die Muffins verwenden.

Grundrezept mit Variationen
Je nach Jahreszeit die Muffins auch mit Himbeeren, kleinen Trauben oder Ananasstückchen zubereiten.

Bei Laktoseintoleranz
Die Muffins mit ungesüßtem Sojadrink und Rapsöl zubereiten.

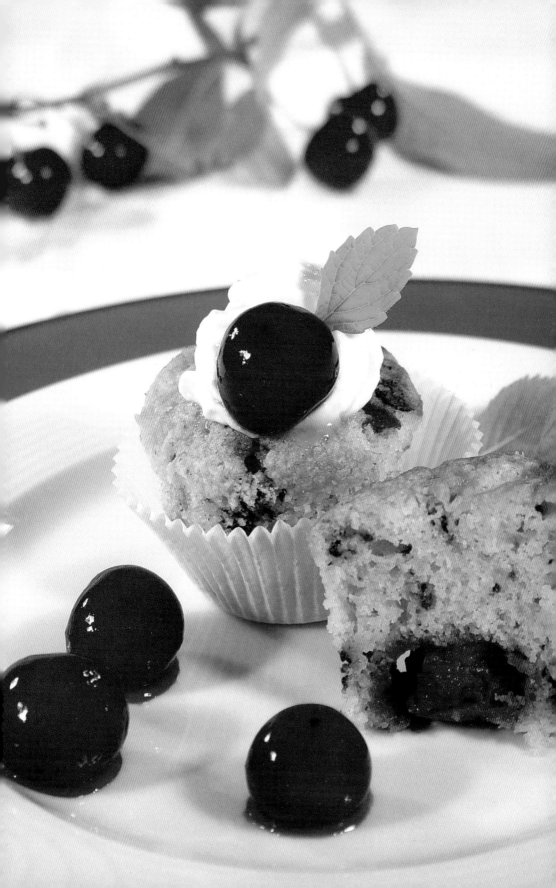

Knusprige Topfen-Schmankerln
Für 4 Portionen

400 g Topfen (Quark)
120 g feines Vollkornmehl
4 Eier
150 ml Milch
Salz
1/2 TL abgeriebene Bio-Zitronenschale
Muskat
Salz
Öl

Topfen, Mehl, Eier, Milch, abgeriebene Zitronenschale, Muskat und eine Prise Salz mit dem Handmixer zu einem festen, glatten Teig rühren.

Eine beschichtete oder gusseiserne Pfanne dünn mit Öl ausstreichen.

Für jedes Schmankerl einen Esslöffel Teig in die Pfanne geben und ca. 1/2 cm dick ausstreichen. Schmankerln auf beiden Seiten knusprig goldbraun braten und im Ofen warm halten, bis der gesamte Teig verarbeitet ist.

Empfehlenswert bei Appetitlosigkeit, Schluckstörungen, Verstopfung

Saftige Süßspeise
Zu den Topfenschmankerln Apfel-Bananen-Mus reichen oder Erdbeersoße dazu essen. Dafür werden 500 g Erdbeeren (auch tiefgekühlte, aufgetaute) mit 1 EL braunem Zucker fein püriert. Ganz nach Appetit die Erdbeersoße kalt dazureichen oder kurz erhitzen.

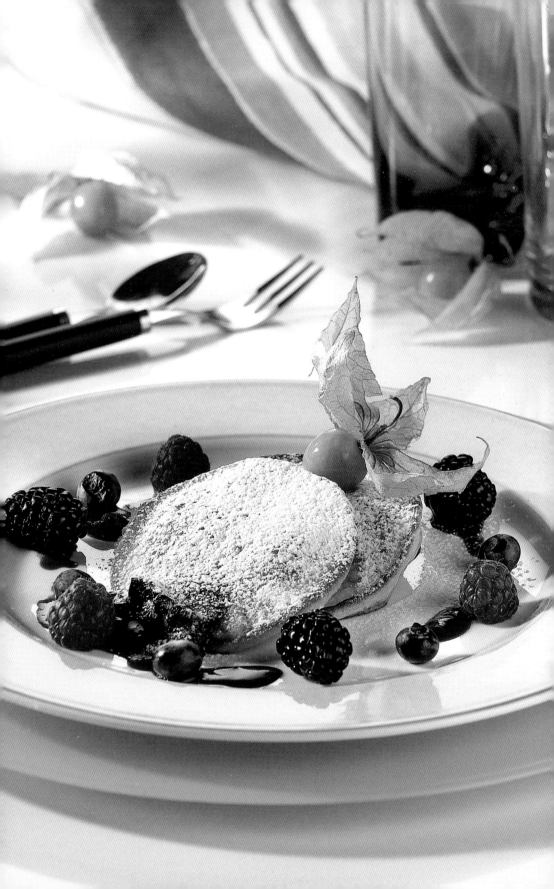

Karotten-Hirse-Auflauf
Für 4 Personen

200 g Hirse
500 ml Milch
abgeriebene Schale von 1/2 Bio-Zitrone
2 EL brauner Zucker
400 g Karotten, fein gerieben
2 TL Ingwer, fein gehackt
1 EL Zitronensaft
50 g Mandelmus (oder Butter)
4 Eier, getrennt
150 g Joghurt
1 TL Butter für die Form

Backofen auf 100 ° C
(Umluft 80 ° C, Gas Stufe 2) vorheizen.

Hirse mit Milch, Zitronenschale und Zucker zum Kochen bringen. Zugedeckt 5 Minuten leicht köcheln, dann zugedeckt im vorgeheizten Ofen bei 20 Minuten ausquellen lassen.

Die Hirse in einer Schüssel mit Karotten, Ingwer und Zitronensaft vermischen.

Mandelmus mit dem Handrührgerät verrühren. Eigelb dazugeben und alles zu einer glatten Creme rühren. Sauerrahm untermischen. Hirse und Karotten untermischen.

Eiweiß sehr steif schlagen und unter die Hirsemasse heben. Eine ofenfeste Form mit Butter ausstreichen. Die Hirsemasse einfüllen und im vorgeheizten Ofen bei milder Hitze 45 Minuten backen.

Empfehlenswert bei Appetitlosigkeit, Schluckstörungen, Kalium- und Magnesiumbedarf, Verstopfung

Dazu schmeckt
Das Apfel-Bananen-Kompott, Erdbeersoße und / oder Vanille-Rahmcreme. Dafür 100 g Sauerrahm mit 100 g Joghurt und 2 Päckchen Naturvanillezucker glatt rühren.

Der Auflauf schmeckt auch kalt als Kuchen und verträgt durchaus einen Klacks Schlagsahne.

Bei Laktoseintoleranz
Den Auflauf mit ungesüßtem Sojadrink und Sojajoghurt zubereiten.